目を5秒閉じれば自律神経は整う！

世界一かんたんなセルフケア

大原千佳
大原ちか眼科院長

BAB JAPAN

はじめに

目の不調は、体とつながっています。
体の不調は、目とつながっています。

私は眼科医になって20年以上経ちます。大勢の患者さんを診察している中で、ここ最近は特に目の痛みや視力低下を訴える患者さんが増えていると感じています。

私のクリニックは福岡のビジネス街にありますが、会社員だけではなく、若い方から年配の方も世代問わず、そのような症状を訴えている方がとても多い印象です。

そして、患者さんの不調は目だけではなく、体や心の不調も多いということに気づいたのです。体の不調は肩こり、頭痛、便秘など、心の不調はイライラ、不安感といった、多岐にわたる症状が多いのが特徴です。「内科や整形外科、脳外科で検査をしたが、異常はなかった」と患者さんは皆さん口をそろえておっしゃるのです。

ある日、19歳の女性が視界の狭さと視力低下を訴えて来院されました。

症状を聞くと、頭痛や不眠もあり、脳外科で頭部の検査をしても異常はなく、内科でも異常はないと言われたそうです。眼科での基本的な検査に加え、視野の範囲も検査をしましたが、すべて正常でした。目の診察でも異常はありませんでした。ところが、生活習慣を詳しく聞いてみると、ほとんど一日中休みなく目を酷使していることがわかったのです。

そこで、目を使う時間を制限して、本書で述べる「自律神経を整える方法」を実践してもらったところ、嘘のように症状がなくなりました。

それ以来、私自身も自律神経についての学びを深めるとともに、自律神経を整えることが何より大切であると確信しました。

本当は、この事実を日々の診察の中ですべての患者さんにお伝えしたいのですが、難しいのが現実です。来院患者数を診察時間で割ると混雑時は1人につき約5分しか時間がありません。目を診察し、状態や治療について説明するのがやっとです。

一方で、「これからは人生100年時代」といわれるようになりました。20〜60代の男女千人を対象とした目の健康に関するアンケート調査でも、目への関心が高まっていることがわかります。

そこで皆さんに目のことをお伝えする良い方法はないかと考え、本を出版することにしました。私は眼科医の立場から、「目をケアすることで自律神経を整える方法」をお伝えします。

本書を読んでいただければ、重要なポイントがすべて理解できます。実践方法も書いてありますので、日々の生活に取り入れられるようになっています。

人類史上最高に目を酷使する時代に突入した現代、本書がこの先の人生を健やかに生き抜くカギとなれば幸いです。

Q「人生 100 年時代」を迎えるにあたり、目の健康は重要だと思いますか？

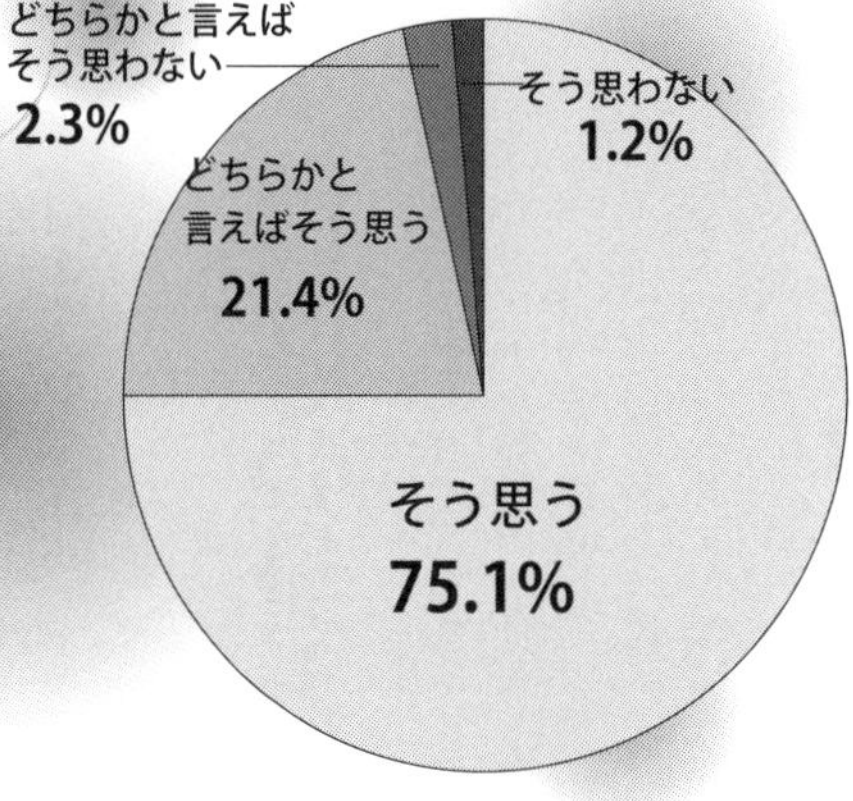
どちらかと言えば
そう思わない
2.3%
そう思わない
1.2%
どちらかと
言えばそう思う
21.4%
そう思う
75.1%

Q 五感の中で、あなたが 100 歳まで健康を維持したい機能を一つ選ぶとしたらどれですか？

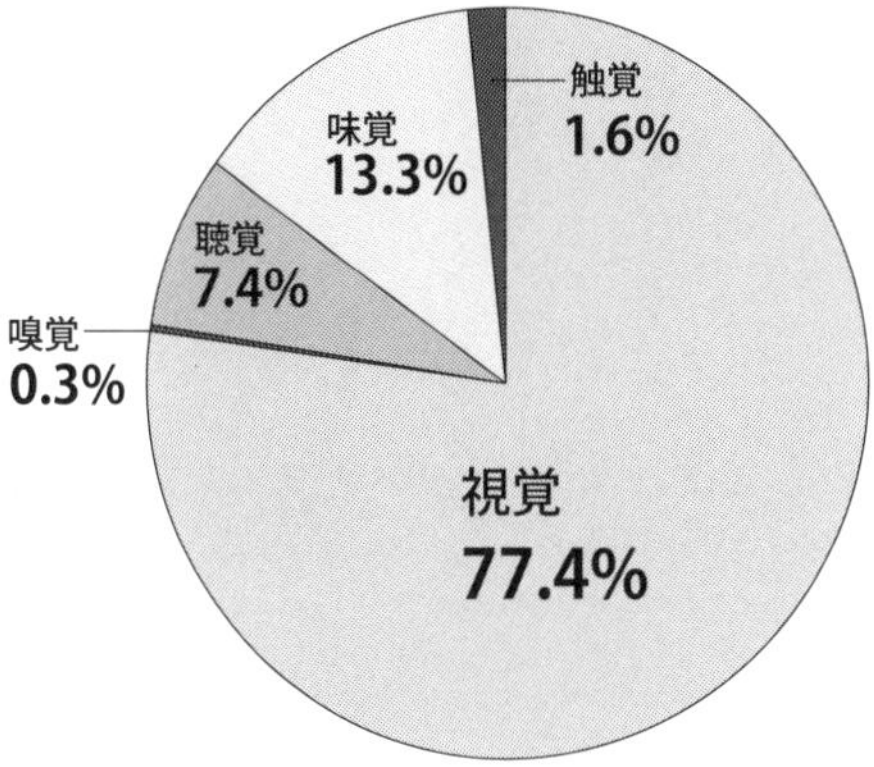
触覚
1.6%
味覚
13.3%
聴覚
7.4%
嗅覚
0.3%
視覚
77.4%

出典：ジョンソン・エンド・ジョンソン（株）調べ（2018 年）

CONTENTS

第1章

目は心身とつながっている

目の不調が自律神経を乱す

あなたは今、家庭や仕事場でイライラして、自分ではどうしようもない気持ちになっていませんか？

いつも頭痛や眼精疲労があり、体の疲れが抜けないと感じていませんか？

自律神経が乱れていて何とかしたいと思っていませんか？

そんなあなたに、私は伝えたいことがあります。

①目に負荷をかけない

②目から情報を入れない

③血流を良くする

この3つが自律神経を整えるために必要です。まず本章では、この3点について順番に説明していきます。

目の病気と自律神経の乱れは密接に関係しています。しかし、この関連性を知っている人はほとんどいません。

一般的には、「メンタルの不調が自律神経の不調を呼び、それが身体に現れる」とされています。そして、そのメンタルの改善のみが取りざたされています。

しかし、それではうまくいきません。身体の不調が自律神経を乱し、それがメンタルに悪影響を与える場合もあります。メンタルだけでなく、身体のケアもしなければ、根本的な解決にはなりません。

そこで大事なのが、「目」です。目のことを意識して過ごさないと、自律神経の乱れによる様々な症状（頭痛、不眠、不安など）が出てしまうからです。

目の病気の影響で自律神経が乱れて、体調に悪影響を及ぼします。逆に言えば、目についての知識を持ち、目を健やかに保つことで自律神経が整います。自律神経が整うと気力や体力、免疫力がアップし、体調や心が整います。

また、目が疲れにくくなることで仕事や勉強もはかどり、毎日を快適に過ごせるようになるのです。

目に関心を持とう

目に負荷をかけないこととは、一言でいえば、「目の間違った使い方をしない」ことです。

度数が強すぎる眼鏡やコンタクトレンズを使用していませんか？

移動時間や食事の時間、入浴の時間まで休憩をまったく取らずに、一日中ずっと目

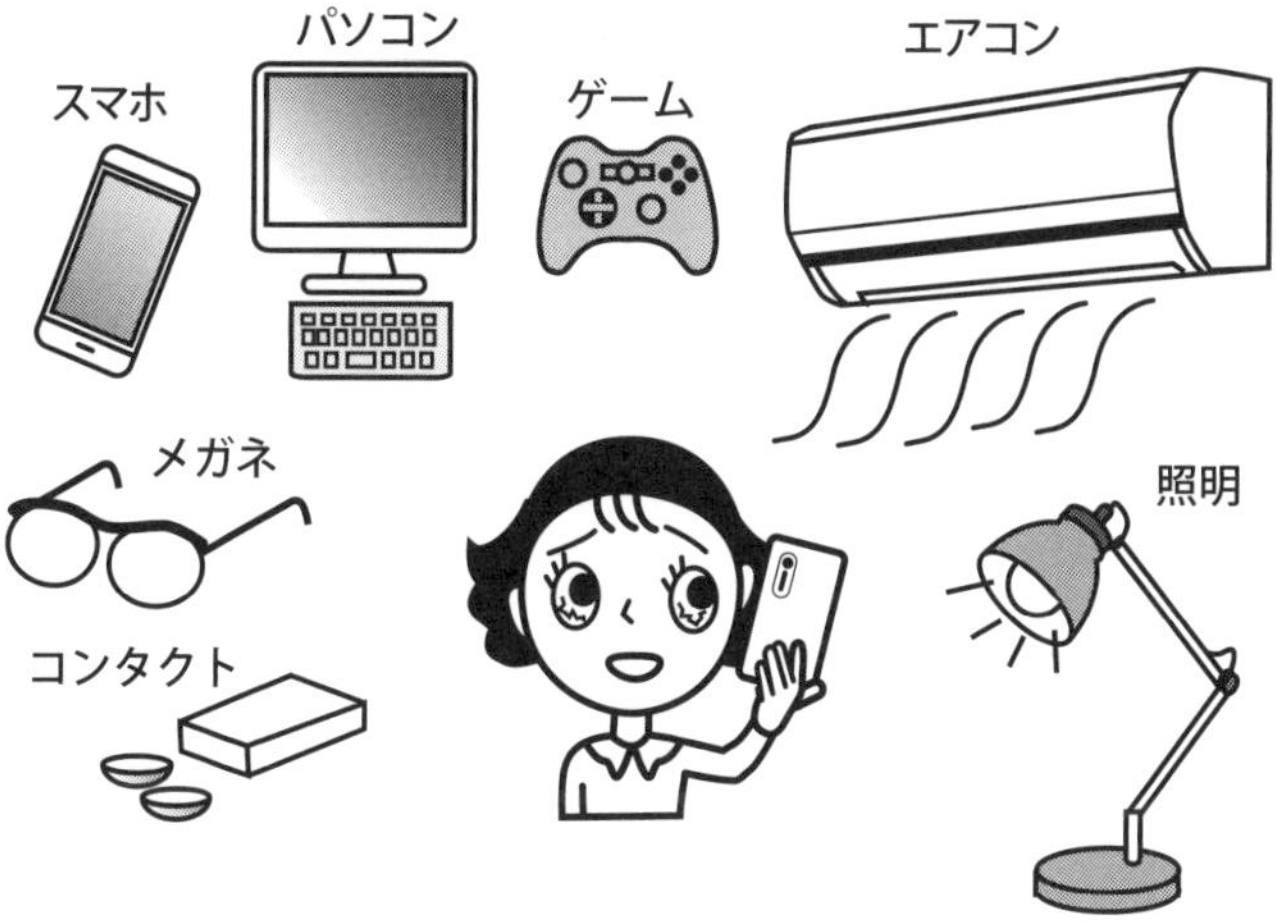
パソコン
エアコン
スマホ
ゲーム
メガネ
照明
コンタクト

目にとって過酷な環境に
なっていないか？

を酷使していませんか？

エアコンの風が直接目に当たっていたり、パソコンや照明の光が強いなど、目にとって過酷な環境で過ごしていませんか？

このような状況で目に負荷がかかりすぎると、目の病気である眼精疲労やドライアイ、眼瞼《がんけん》痙攣《けいれん》などが発症します。目に負荷をかけないためには、適切な時間と環境と道具（眼鏡やコンタクトレンズ）が何よりも大切です。

人間が何らかの情報を得ようとする時は、五感を使用します。五感とは、聴覚、視覚、味覚、触覚、嗅覚です。聞いたり、見たり、味わったり、触ったり、においを嗅いだりして情報を得ています。

そのうち、情報の約80％は視覚から得ているのです。ですから「見ること」は、人が起きている間中、毎日の生活を快適に過ごすために、大切な情報を得るための最大の手段なのです。しかし、その大切さを意識している方はほぼいないのが現状です。

私は眼科医なので、日頃から目の病気の方を大勢診察しています。当然、皆さんは日頃から目に関心があるものだと思っていました。しかし実際、目に困った症状がない限りは、まったく目に関心を持っていないのが現実でした。

普段から私は異業種の会合や勉強会に参加していろいろな方とお話しする機会が多いのですが、「目を大事にしていますか？」とお聞きしてみると、「目に特に興味がない。困っていないので」という答えが返ってきます。

しかし、困ってからでは手遅れになっている場合が多いのです。なぜなら、目の病気のほとんどは、末期になるまで自覚症状がなく、目がおかしいと感じた時には、病気がかなり進行していることが多いからです。

ではもし、目が見えなくなったらどうなるのでしょうか？　想像しただけで、大変であることは理解できますが、実際にしばらく両目を閉じてみてください。当然何も見えません。この何も見えない状態で生活をするのは、もちろん困難ですね。

今度は、片目だけ目を閉じてみてください。周りの状況はわかりますが、視野が狭くなり遠近感がわかりにくくなります。

皆さんは毎日、普段は当たり前のように目を使っていますが、実はとても大切なものであると実感できたと思います。この本を通して目に関心をもっていただき、本書で提案する方法を使って目を大切にして自律神経を整えていきましょう。

また、信頼できるかかりつけの眼科医を見つけて、少しでも目に異常を感じたら、すぐに相談できる環境にしておくことをお勧めします。

第一印象で重要なのは目

あなたは初めて人と会った時、顔のどこを見ていますか？

実は第一印象に最も影響を与えているのは目です。どんな目をしているかが、その人の印象になっているのです。「目は口ほどにものを言う」ともいいますね。

そんな影響力があるあなたの目が、真っ赤に充血して目ヤニだらけでは、人に良い印象を与えることができません。そうならないために、日頃から鏡で自分の目を確認しておきましょう。

また、相手に目線を合わせて笑顔で会話をすると、より好印象になります。見つめられた人は、相手を見つめ返すことで、見つめている自分がその人に好意があるのだと脳に働きかけます。その結果、良い印象を相手に持つのです。相手に見つめられるとドキッとして、お互いを見つめ合うシーンは映画や小説、漫画などで一目惚れの時によく使われます。視線が感情を作るのです。

瞳の大きさは自律神経が関係しています。一目惚れした時は交感神経が活発になり、瞳が大きく開いて、キラキラした印象の目になります。交感神経が瞳を大きく、副交感神経が瞳を小さくする役割を担っています。

びっくりした時に目が大きく見開くといいますが、交感神経が活発になって緊張が高まっている時は、目の中の瞳もぐっと大きくなっているのです。

そして自律神経が整っていれば、心や体調が整い、自然に目にも力がみなぎって周囲に好印象を与えられます。これからはキラキラと魅力あふれる瞳になって、あなたの第一印象を高めていきましょう。

デリケートな角膜

さて、目はどのような構造になっているのでしょうか。漫画『ゲゲゲの鬼太郎』に登場する「目玉おやじ」を思い出す方も多いでしょう。

目玉というように、目は直径約24ミリの球形の小さな臓器です。左右に二つあるので、もし片目が見えなくなっても、もう片目があるので視力は完全には失われません。

黒目と呼ばれている部分は「角膜」といい、目の中心にあります。角膜は血管が存在しないため透明で、厚さは約0・5ミリです。栄養は涙や目の内側の水（房水）からもらっています。

角膜はものを見ようとした時に、まず初めに光や映像が入ってくる大切な場所です。ですから、この角膜が何らかの理由で濁ってしまうと、ものを見ることができなくなります。

また、角膜は異物から目を守るために、痛みに敏感です。ちょっとした刺激を感じても、すぐに瞼《まぶた》を閉じるようになっています。これを「瞬目反射《しゅんもくはんしゃ》」といいます。面白いことに、どちらか片方の目に刺激を感じても、必ず両目を閉じてしまうのです。

この痛みを感じる神経（知覚神経）は、皮膚の知覚神経の約３００倍以上の密度で張り巡らされています。いかに目が痛みにデリケートにできているのかがわかりますね。

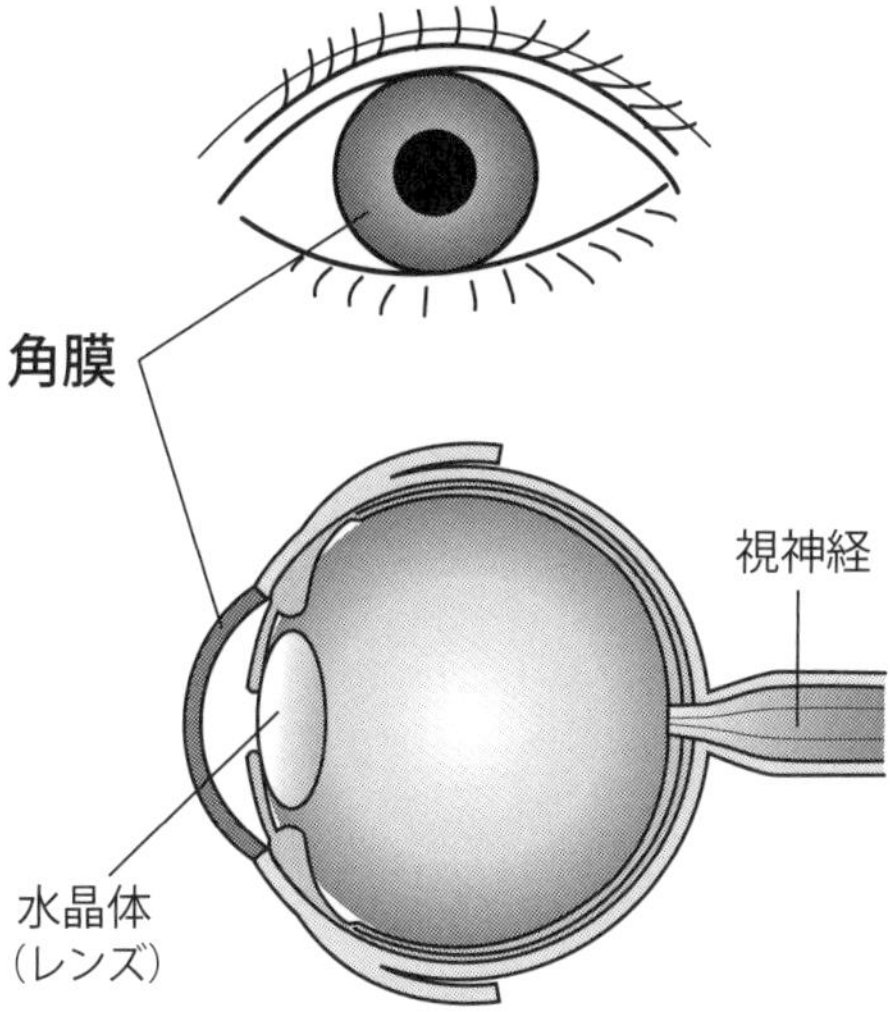

一般に「黒目」と呼ばれるところが角膜。

目を若く保つとはどういうこと？

ある20代の患者さんは、酸素が届かないコンタクトレンズを長年使用していたことで、角膜が老人のような目になっていました。それはどういうことなのでしょうか？

角膜の一番内側には「角膜内皮細胞」という細胞があります。この細胞は小さな六角形で隙間なく並び、角膜を透明に維持するために存在しています。もし、この細胞が５００個以下に減ってしまい、この働きができなくなると、角膜が濁り失明してしまいます。

この細胞の正常な数は２５００個以上ですが、加齢や外傷、コンタクトレンズによる酸素不足でダメージを受けると、減少してしまいます。眼科医がコンタクトレンズを装用している方に「酸素が目にたくさん届くコンタクトレンズを選ぶようにしてく

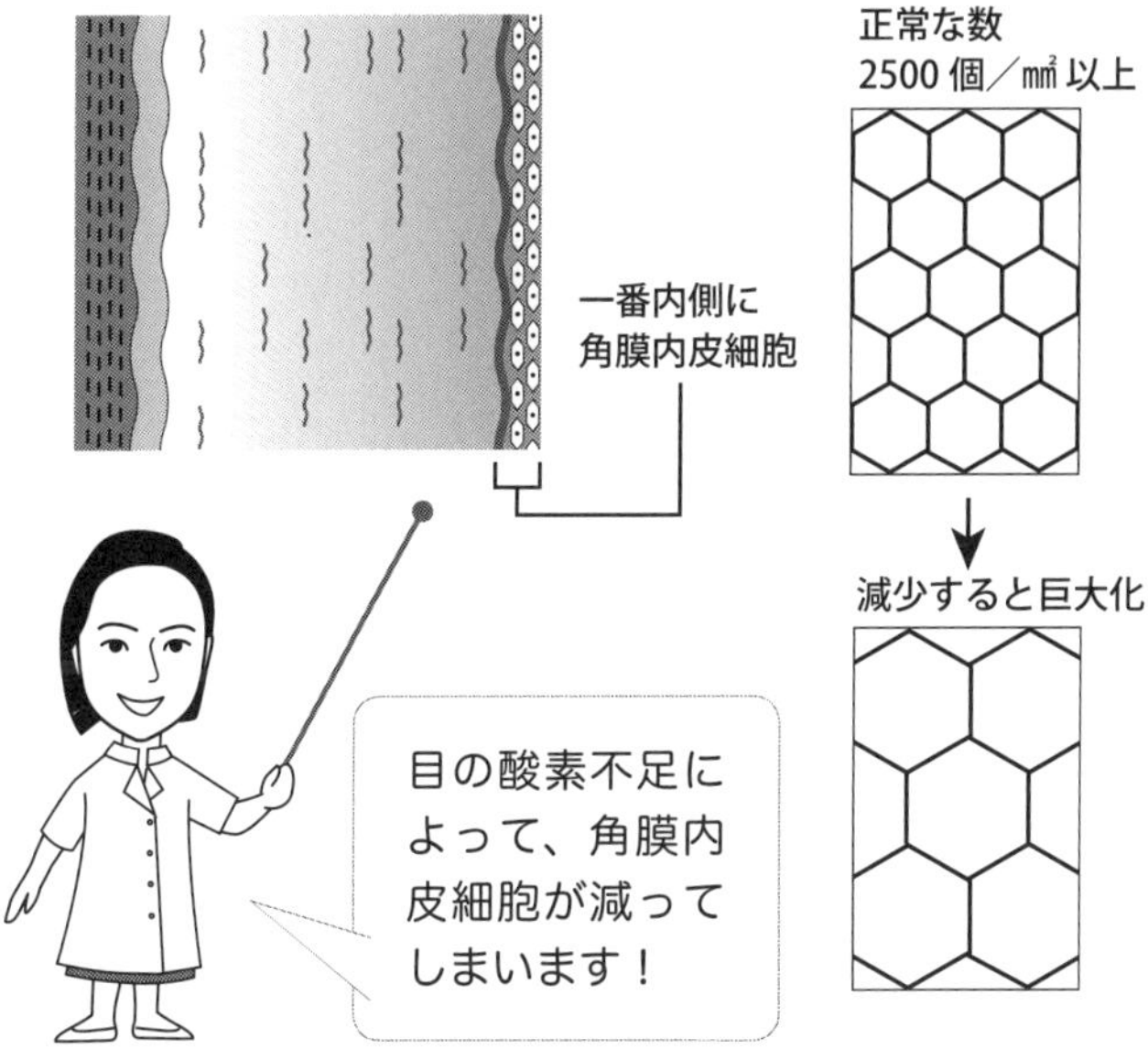
正常な数
2500個／㎟以上
一番内側に
角膜内皮細胞
減少すると巨大化
目の酸素不足に
よって、角膜内
皮細胞が減って
しまいます！

ださい」「短時間の装用時間にしましょう」と説明している理由の一つは、コンタクトレンズによる角膜内皮細胞へのダメージを減らすためなのです。

先ほどの患者さんは、酸素が届かないコンタクトレンズの影響で角膜内皮細胞の数が減ってしまったことで、80代の方の平均値と同じになってしまったのです。

では、内皮細胞が減少してしまう際には、何か症状が出るのでしょうか？　いいえ、恐ろしいことにまったく症状はないのです。痛みもなく、視力も落ちず、気づかないうちに内皮細胞は減っていきます。特殊な撮影装置を使って測定しないと、減っているかどうかがわからないのです。

そして細胞が減ると、抜け落ちた細胞の隙間を埋めるように、残った細胞が巨大化します。また一度失った角膜内皮細胞は新たに再生ができません。

もしこの細胞の数が５００個以下になると、角膜の透明性が維持できなくなり、真っ白な目になってしまいます。当然視力も落ちて、見えなくなってしまいます。現在の医療では、失った自分の角膜内皮細胞を増やす方法がありません。将来は医療の発展で簡単に増やせる時代が来るかもしれませんが、現在は角膜内皮細胞の移植しか治療方法がないのです。

コンタクトレンズ装用の影響以外では、外傷や目の手術を受けると、その影響で内皮細胞は少なくなります。

白内障は加齢によって目の中のレンズが濁ることで視力が低下しますので、遅かれ早かれすべての人がなる病気です。ですから将来、白内障を治療するために、すべての方が目の手術を受けることになるでしょう。その日を安心して迎えるためにも、角膜内皮細胞の数を減らさないようにすることはとても重要です。

コンタクトレンズを使用している方は、角膜内皮細胞の数を定期的に検査してもらいましょう。

いつも目は涙で覆われていたい

皆さんは、泣いた時だけ涙が出ていると、ついつい思っていませんか？　実は目は常に涙で覆われているのです。瞼を開けていると、目は外気にさらされているため、角膜（黒目）も結膜（白目）も、とても傷つきやすく感染しやすい環境におかれています。そのため、常に涙が目の表面を覆うことで目を守っているのです。

涙の役割には次のようなものがあります。

- **目の乾燥を防ぎ、傷つかないようにする**
- **傷ができても、涙の成分で治す**
- **細菌などの侵入や感染症を防ぐ**
- **ホコリやごみから目を守る**
- **角膜へ酸素や栄養を届ける**
- **なめらかな状態を維持して、鮮明な像を見えるようにする**

涙は実はたくさんの役割があるのです。涙が目を覆っていない状態が続くと、目がカラカラに乾燥して傷つき、痛くて目が開けられなくなります。

私のクリニックに目が痛いと来院された場合、必ず最初に診ているのは涙の状態です。

ではここで、瞬きを5回してみましょう。「1、2、3、4、5」……、はいこれで、あなたの目はキレイになりました。

瞬きは車にたとえると、ワイパーとウォッシャー液の役割をしています。瞬きをすることで涙を隅々まで送り、目の表面を潤します。また、瞬きをすることで、涙を排泄の穴である涙点へ流し、ごみや異物を除去しています。

一方、瞬きが減ると、どんどん涙が蒸発して目の表面の角膜や結膜は乾いてしまいます。

人は通常1分間に30回ほど瞬きをしています。しかし、集中して何かを見ている間は、無意識に瞬きの回数が約3分の1に減ってしまいます。ですから、パソコンやスマホを見ている間は、無意識に瞬きの回数が減って目が乾いてしまうのです。集中して見ている時こそ、意識的に瞬きをしてください。

また、寝ている時も瞬きをしていないので、涙が少なく乾きやすい状態になっています。ですから、朝目覚める時は一番目が乾燥しています。乱暴に目を開けると傷を作る原因になりますので、目覚めの時はゆっくり目を開けましょう。

逆に、瞬きが多くなる時は、緊張したり、目がかゆかったり、ゴロゴロと異物感がある時です。また、心配事やストレスをうまく表現できない場合も、瞬きが不自然に多くなります。

涙は何でできている？

今度は、10秒間、目を見開いてみましょう。10秒間、何も感じずに目を開けていられれば正常です。すぐに、目が痛くなって閉じてしまう方は、ドライアイという目の病気の可能性があります。

さて、涙は何でできているのでしょうか？　ほとんどの方は水をイメージすると思いますが、涙は水だけでできているのではありません。

実は、水を含めて「油層」「液層」の二層構造になっています。涙の一番表面は油の成分でできている油層で角膜を油で覆って蒸発を防ぎ、瞬きをした時に涙を均一に広げる役割があります。この油は、まつ毛の際のマイボーム腺という一列に並んだ小さな穴から分泌されています。

その下の層は液層といい、水とムチンでできています。ムチンはネバネバとしていて涙が角膜から落ちないようにする糊のような役割と、角膜と結膜に栄養を供給しています。

正常な涙であれば、しっかりと涙が角膜を覆っているため、10秒の間は瞬きをせずにいられます。しかし、涙の「油層」「液層」の減少や質が悪くなるドライアイになれば、5秒も経たずにすぐ目が乾いてしまいます。

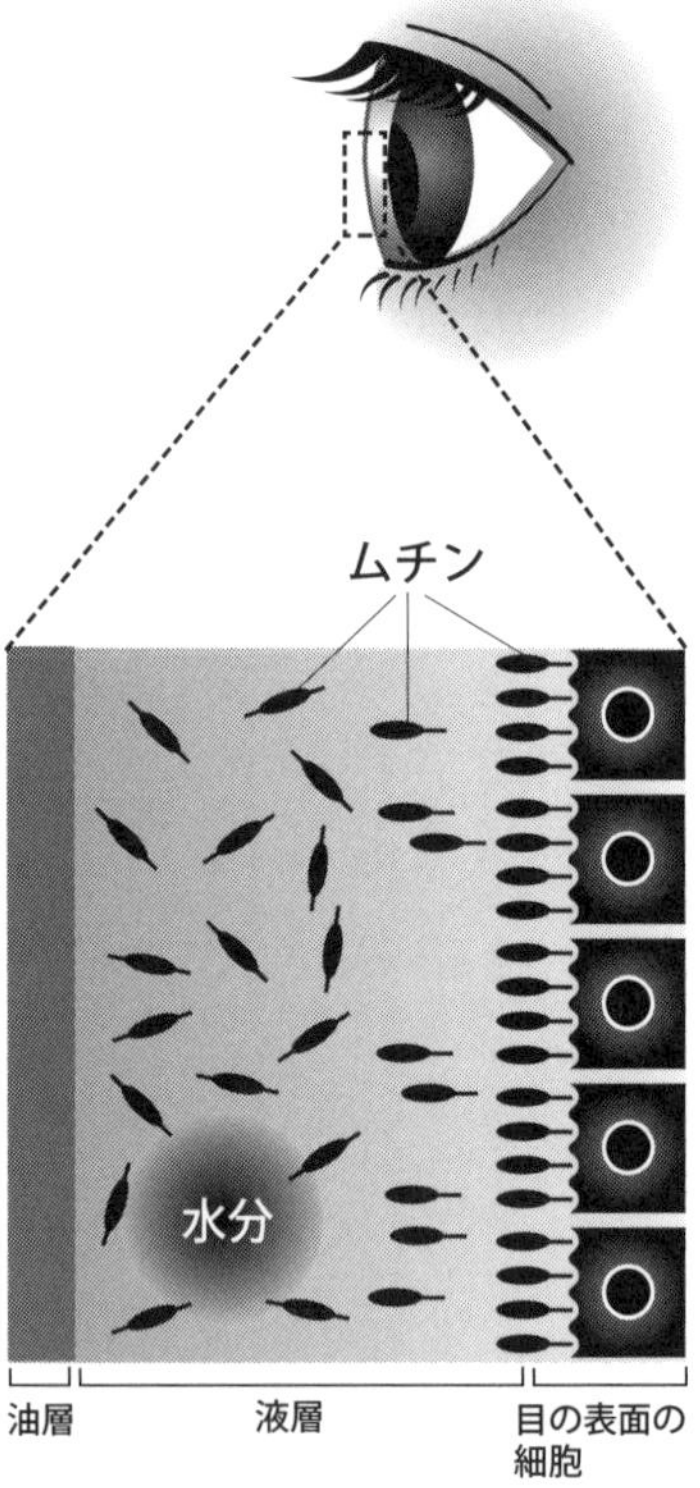

涙は、油層と液層の
二層構造で目を守る。

また、涙の分泌には自律神経が関係していますが、主に副交感神経が影響します。仕事やストレスで交感神経が高まると副交感神経の作用が弱くなり、涙の分泌が減ってしまいます。

感情が高ぶって涙を流す時は、副交感神経が関わっています。泣いた後にすっきりした気分になったことはありませんか？　泣く時に一気に副交感神経が高まり、緊張がほぐれて爽快な気分になれるのです。

映画や音楽を使って号泣して、ストレスを解消する「涙活《るいかつ》」がブームになったのは、自律神経を整えたいと思う私たちの自然な欲求だったといえるでしょう。

あなたもドライアイかも？

あなたは、普段から目の疲れや乾き、異物感はありませんか？

このような症状は「ドライアイ」という病気の可能性があります。涙の量や層のバランスが悪くなって、様々な症状が出る病気がドライアイです。例えば、涙の量が多くても、涙の質が悪いとドライアイになります。

ドライアイの患者さんの数は、日本全国に約２２００万人いるそうです。症状が軽い場合は眼科で受診せず、治療をしていない方が多いといわれています。この病気は誰もがなる、もしくはなっている可能性がある病気です。

ドライアイには、次のような様々な症状があります。

ドライアイで起こる症状は？

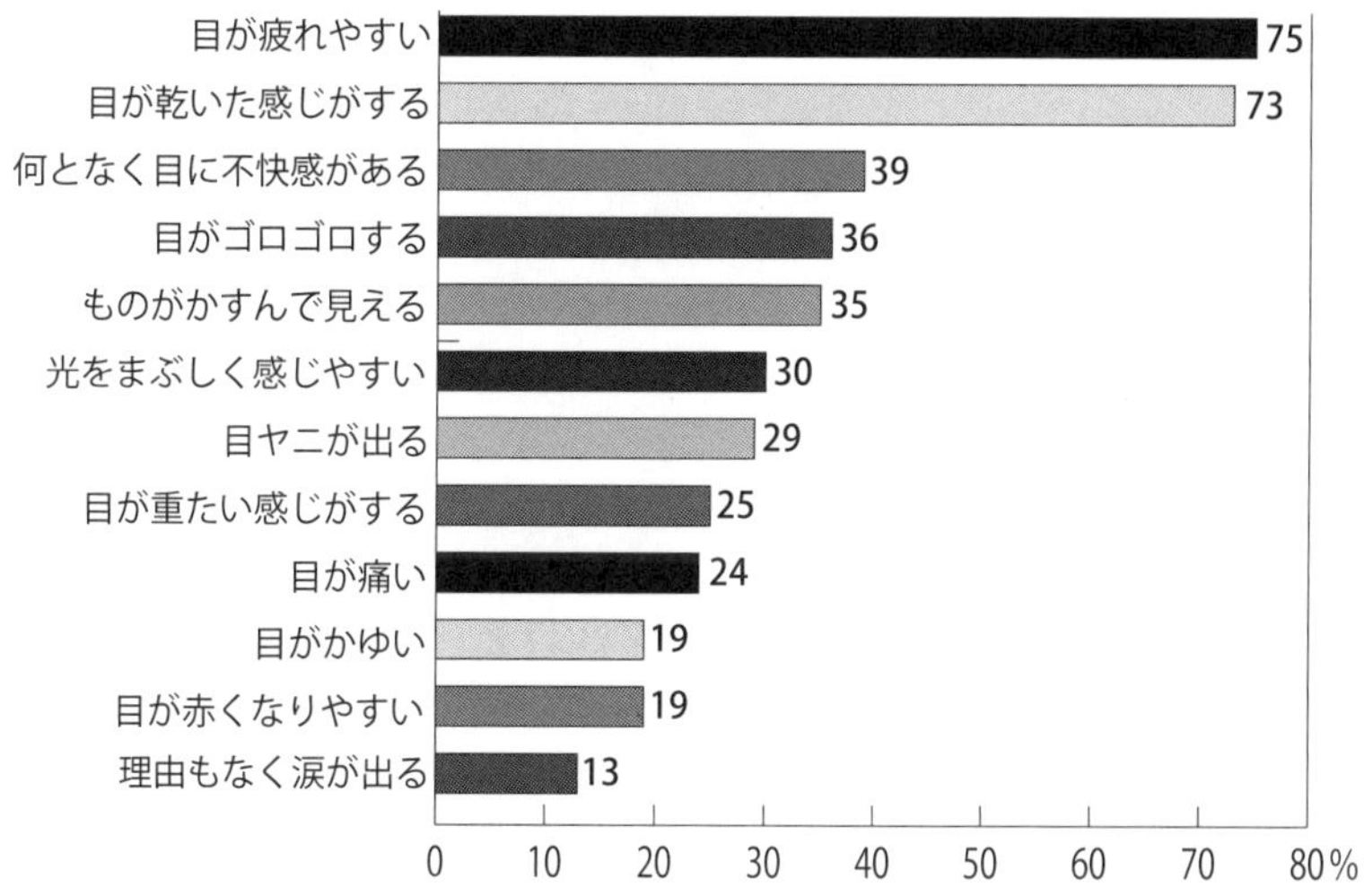
目が疲れやすい 75
目が乾いた感じがする 73
何となく目に不快感がある 39
目がゴロゴロする 36
ものがかすんで見える 35
光をまぶしく感じやすい 30
目ヤニが出る 29
目が重たい感じがする 25
目が痛い 24
目がかゆい 19
目が赤くなりやすい 19
理由もなく涙が出る 13
0 10 20 30 40 50 60 70 80%

出典：参天製薬（株）調べ（2018 年）

- **目が乾く**
- **目が疲れる**
- **目に異物感がある**
- **光がまぶしい**
- **ものが見にくい**
- **目が充血する**
- **目ヤニがでる**
- **イライラする**

ドライアイの診断基準は、自覚症状があることと、涙を特殊な染色（フルオレセイン染色）で染めて、涙の蒸発時間を測ります。患者さんには苦痛なく、短時間でできる検査方法です。

角膜表面に均一にある油を観察し、スポット状に油が乾き始めた時間を測るのです。この秒数が5秒以下で、目の不快感や見にくいといった自覚症状があれば、ドライアイと診断されます。

ドライアイの原因と治療法

ドライアイの原因は、環境的な要因と身体的な要因に分かれます。これらが目に負荷をかけて、ドライアイを発症するのです。

環境的な原因はいろいろありますが、次の3つの「コン」が代表的です。

●コンタクトレンズ
●エアコン
●パソコン

コンタクトレンズがより涙を少なくする原因になり、エアコンの風で目が乾き、パソコンを使用することで瞬きが減って目が乾燥してしまいます。

身体的な原因としては、加齢、病気や薬の副作用が挙げられます。加齢によって涙の質や量が低下したり、マイボーム腺から油が出にくくなると、ドライアイの原因になります。

性別では女性に多いといわれています。また老化に伴う症状(白内障や老眼)によってものが見にくいと感じると、よく見ようとして目を見開き、瞬きの減少につながります。

ドライアイの原因となる病気としては、シェーグレン症候群や糖尿病、慢性関節リウマチなどの膠原病《こうげんびょう》やアレルギー性結膜炎などがあります。

また、精神安定剤やベータ遮断薬（高血圧、狭心症の治療薬）、抗がん剤がドライアイの原因になることもあります。これらの薬で治療中の方は、眼科で診てもらうといいでしょう。

ドライアイの目の痛みが原因で自律神経のバランスを崩して、精神的に不安定になることがあります。そして、自律神経が乱れると涙の分泌が減少して、さらにドライアイになるという悪循環です。

ですから、ドライアイを治療することは自律神経を整えることになり、自律神経を整えることはドライアイの治療になるのです。

では、どのようにドライアイは治療をしていくのでしょうか。

眼科医が行うドライアイの治療は、目薬が中心です。涙の量を増やし、涙の質を改善させる点眼薬を中心に、様々な薬理作用のある目薬で治療をしています。

点眼以外の治療としては、鼻に流れていく涙の出口（涙点）をシリコン製のプラグでふさぐ方法や、涙の下水管の役割をしている涙小管をコラーゲンでふさいで涙の貯留量を増やす方法など、外科的な治療をする場合もあります。

◉目薬による治療

涙の量を増加、涙の質を改善（涙の成分の水やムチンを増加）させる、角膜の傷を修復、涙を安定化させる。

◉点眼以外の治療法

固体涙点プラグ（次頁図中の治療①）、液体コラーゲンプラグ（治療②）、涙点閉鎖

点眼以外のドライアイ治療法

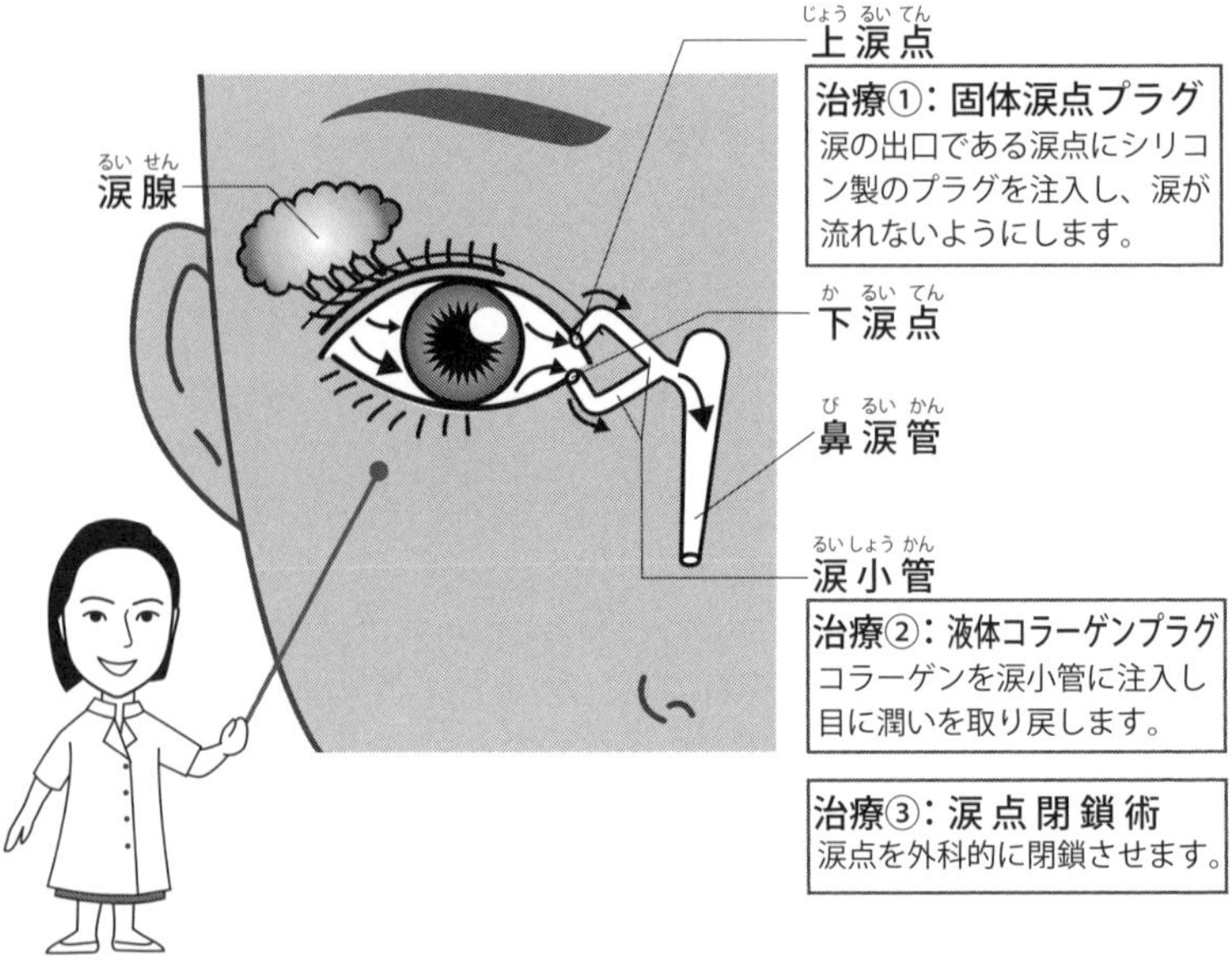

上涙点《じょうるいてん》
治療①：固体涙点プラグ
涙の出口である涙点にシリコン製のプラグを注入し、涙が流れないようにします。
涙腺《るいせん》
下涙点《かるいてん》
鼻涙管《びるいかん》
涙小管《るいしょうかん》
治療②：液体コラーゲンプラグ
コラーゲンを涙小管に注入し目に潤いを取り戻します。
治療③：涙点閉鎖術
涙点を外科的に閉鎖させます。

術（治療③）によって涙の貯留量を増やす。

ひどい目の疲れや眼精疲労はもう病気！

目の疲れと眼精疲労は違うことをご存知でしょうか？　目が疲れたと感じて少し休むと治るのは「疲れ目」。休んでも目の疲れがとれないのが「眼精疲労」という病気です。

眼精疲労の症状としては、次のようなものがあります。

- **目が痛い**
- **ものが見にくい（かすむ）**
- **光がまぶしい**
- **充血する**
- **目に違和感がある**

その中でも、患者さんの症状の訴えが一番多いのが、視界がかすんで見にくい「かすみ目」です。かすみ目は、どうしてなるのでしょうか？　それを理解するために、まずは目の構造について説明しましょう。

よく、目はカメラにたとえられますが、カメラのレンズの役割をしているのが水晶体です。まさに水晶のようなレンズを想像してください。

瞳の中の茶目（虹彩《こうさい》）の後ろにレンズである水晶体があり、その大きさは直径約9ミリ、厚さは約4ミリです。タンパク質と水分から構成されていて、ほぼ透明ですが加齢により濁っていきます。

水晶体は外から入ってくる光を曲げることで、ピントを合わせています。遠くを見ている時は、水晶体が薄くなります。逆に、近くのものを見る時は、膨張して厚くなってピントを合わせています。この、水晶体の厚さを変えてピントを合わせることを「調節」といいます。

この水晶体の厚さを変えているのは、水晶体の周りにある毛様体筋《もうようたいきん》という筋肉の働きです。遠くを見る時は、毛様体筋が緩んで水晶体が薄くなります。逆に、近くを見る時は、毛様体筋が収縮することで水晶体が厚くなり、近くにピントが合うようになります。

ですから、近くを見続けると水晶体を厚くしないといけないので、毛様体筋がずっと緊張する状態が続いてしまい、疲労してしまいます。

体を鍛える時に使うバネ（エキスパンダー）をずっと引っ張っているイメージです。近くや遠くのものを見ようと思っても、毛様体筋が疲れきってレンズが瞬時に厚さを変えられなくなり、ピントが合わなくなってしまうのです。

このように、毛様体筋の疲労が原因で調節機能が正常に働かなくなり、ぼやけた状態を自覚するようになるのが眼精疲労の症状の一つであるかすみ目の正体です。老眼とは、加齢によって40代以降にこの調節機能が衰えることをいいます。より目が疲れやすくなり、眼精疲労の原因になります。

また、もう一つの調節機能低下の原因は、水晶体そのものが固くなって、厚さを変えられなくなることです。それは、レンズが濁って固くなり、見えにくくなる白内障という病気です。

白内障になる原因はいろいろありますが、加齢に伴ってなりますので、40才以上の方は徐々に水晶体が固くなっていきます。この白内障が原因でも眼精疲労になります。

◆眼精疲労の主な症状

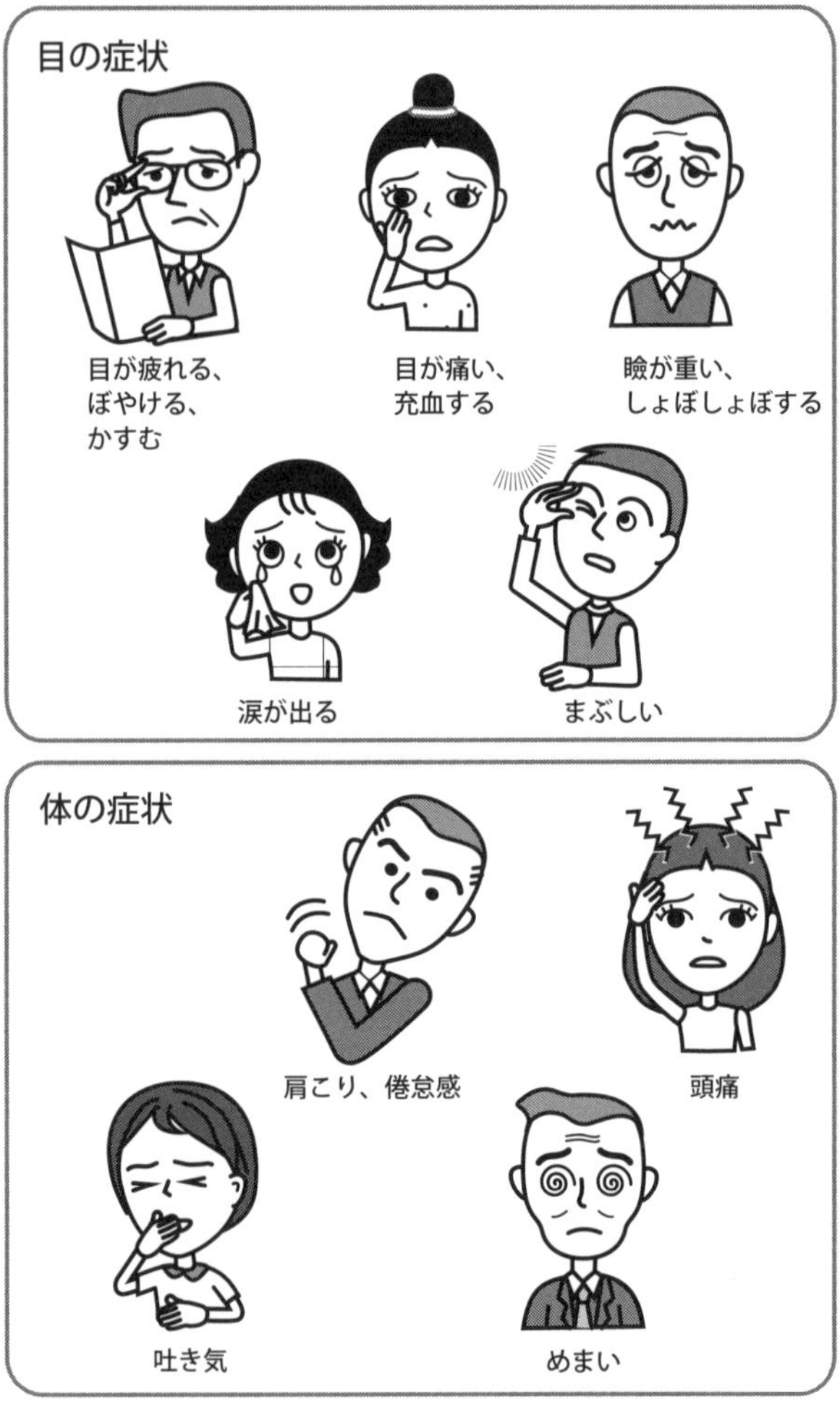
目の症状
目が疲れる、ぼやける、かすむ
目が痛い、充血する
瞼が重い、しょぼしょぼする
涙が出る
まぶしい
体の症状
肩こり、倦怠感
頭痛
吐き気
めまい

眼精疲労は、目だけではなく体にも様々な症状が現れる。

眼精疲労によって自律神経が乱れるため、目の症状だけではなく、首や肩のこり、頭痛、めまい、吐き気、イライラ、全身の倦怠感などの体の症状も出てきます。目が疲れると全身も疲れ、全身が疲れると目も疲れます。

たかが目の疲れと軽視してはいけません。目と体は、お互いに影響し合ってしまうのです。そして、体の不調から仕事の効率も悪くなり、日常生活に支障が起きることもあります。

日頃、眼精疲労を感じている方は、我慢せずに早めの眼科受診をお勧めします。眼精疲労の治療では、点眼液やビタミン剤の処方、適切な眼鏡やコンタクトレンズの処方を中心に行います。

眼精疲労の原因は、大きく三つに分けられます。一つずつ説明していきましょう。

①目の状態

長時間の目の酷使、不適合な眼鏡やコンタクトレンズの使用、目の位置の異常（斜視、斜位）、目の病気（白内障、緑内障、ドライアイなど）が原因という場合です。眼鏡やコンタクトレンズが適切かどうか、目に病気があるかどうかは眼科医が判断しますので、眼科を受診しましょう。

②全身の病気

眼精疲労は、体の病気（高血圧、糖尿病、更年期障害、自律神経失調症、自己免疫の病気など）が原因の場合もあります。目だけではなく、体に異常がないかを医療機関で相談をしましょう。

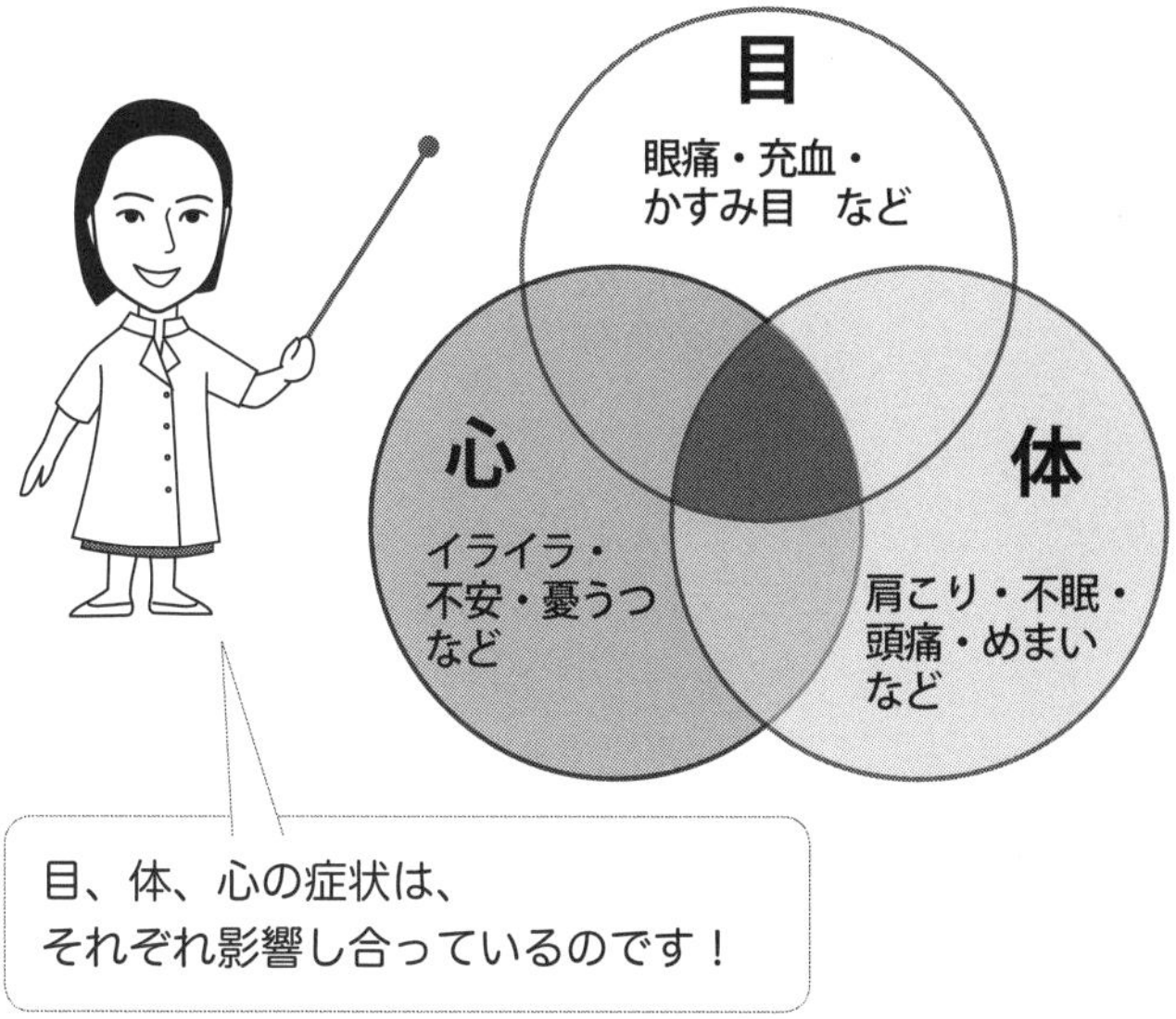
目
眼痛・充血・
かすみ目　など
心
イライラ・
不安・憂うつ
など
体
肩こり・不眠・
頭痛・めまい
など
目、体、心の症状は、
それぞれ影響し合っているのです！

③精神的ストレスや生活の乱れ

精神的なストレスや、睡眠不足や姿勢の悪さなどの生活の乱れも、眼精疲労の原因になります。

逆に、眼精疲労やドライアイによる目の不快な症状がストレスとなって、イライラ感や不安感、憂うつ感などを引き起こすこともあります。目、体、心の症状はそれぞれに影響し合うので、姿勢を正したり生活リズムを改善したりして、ストレスケアをすることも大切です。

目から情報を入れすぎない

では、眼精疲労で自律神経を乱さないためには、どうしたら良いのでしょうか？

それは簡単。単純に、目から情報を入れなければ、眼精疲労にはならないですね。

しかし、それは現実的ではありません。最近は、街中でもタクシーやバスの車内でも広告として動画が流れ、あらゆる環境で目を使わせる状態になっています。

また、インターネット環境が飛行機の中まで整い、いつでもどこでもスマホやパソコンを使えるようになりました。しかも、幼児からご年配の方まで使う時代になりました。

今は、人類史上最も長く目を使う時代になっているのです。実際に調査結果を見ると、スマホ／携帯電話の接触時間は10年前の約10倍になっています。

◆メディア総接触時間の時系列推移

（1日あたり・週平均）：東京地区

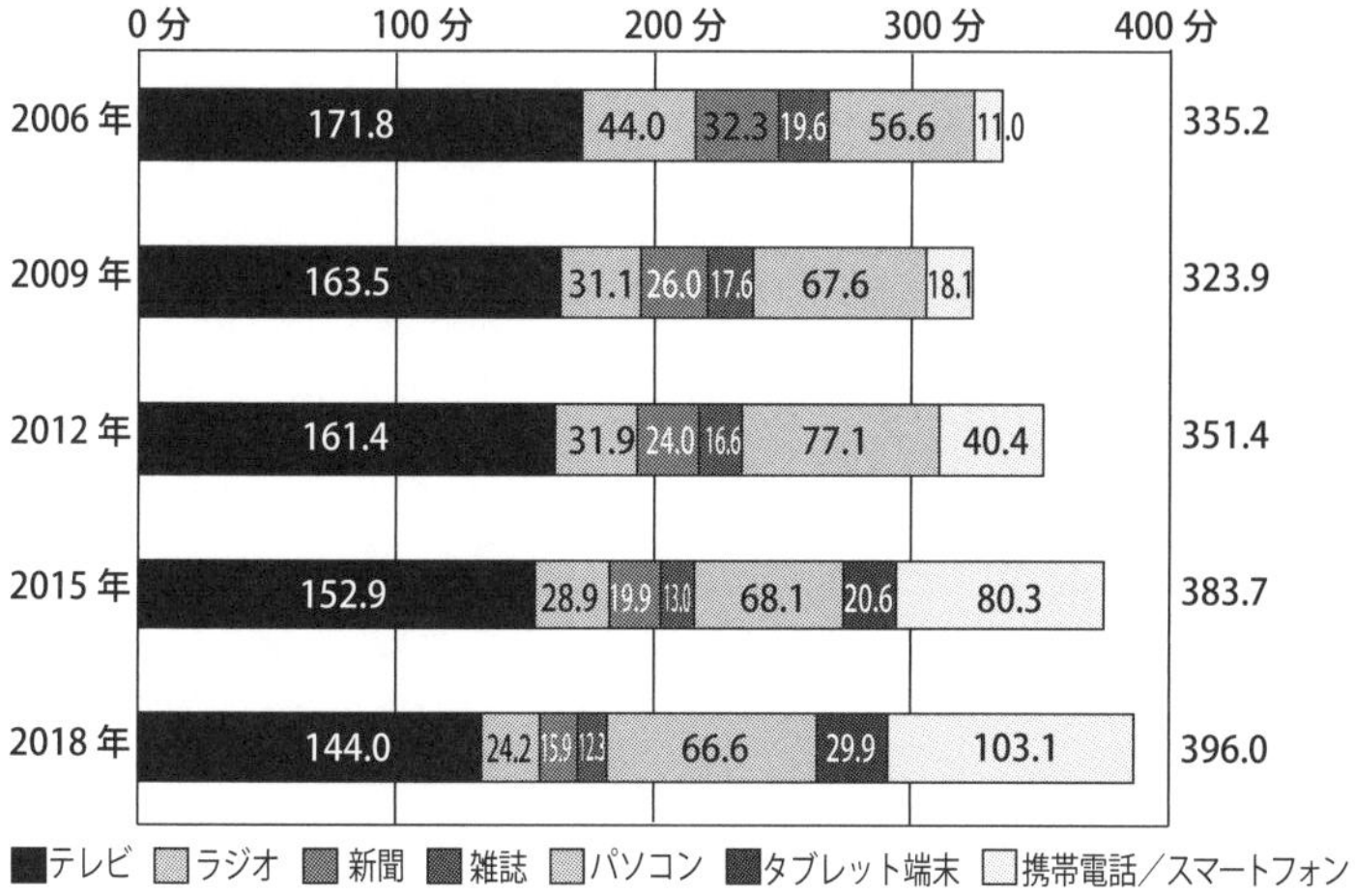

※2014年より「タブレット端末」を追加。「パソコンからのインターネット」を「パソコン」に、「携帯電話（スマートフォンを含む）からのインターネット」を「携帯電話（スマートフォンを含む）」に変更
※メディア総接触時間は、各メディア接触者の接触時間の合計
出典：博報堂ＤＹメディアパートナーズ メディア環境研究所「メディア定点調査2018」

このような状況は目への負担が大きすぎるため、年齢を問わず目や体への悪影響が懸念されます。私は10年以上、学校検診で学校医を担当していますが、最近は高校生の検診で多くの生徒が「目が疲れている」と答えており、深刻な問題だと感じています。

そして、小さいお子さんの場合も大人と同様に、目の使いすぎは不眠や自律神経の乱れにつながり、心身の発達に影響するので大変心配です。

お子さんにスマホやテレビの映像を見せておくとおとなしくなるからと、ついついずっと見せていませんか？　スマホやテレビやゲーム機からの強い光や激しい動きを見ることは、目だけではなく脳も疲労し、ダメージを受けてしまいます。また、親子の会話が減り、コミュニケーションの時間も奪われます。さらに、一方的な情報ばかりを与えられると、子供の創造力や思考力が衰える原因になります。


子供の視力の発達において、6〜8歳までがとても大切な時期なのをご存知でしょうか？　もしも目の異常などでものを見ることができない状態が続くと、視力の発達は止まってしまいます。そうなれば、8歳を過ぎてから視力訓練をしても、1・0の視力が出なくなってしまうのです。

またこの時期は、立体的にものを見る力や動体視力を訓練しています。ですから、8歳以下のお子さんがいつも、平面の画像しか見ないと、立体的に見る力が発達しにくなる危険性があるのです。できるだけ、積み木やブロック遊びなどの立体的なおもちゃを使って遊ばせましょう。また、運動能力や動体視力を発達させるために、ボール遊びやジャングルジムなど、外で遊ぶこともお勧めします。

最近では、外で毎日2時間以上遊ぶお子さんは、近視になりにくいことがわかってきました。太陽光に含まれるバイオレットライトが、近視予防に関係していると注目されています。ですから、夏は熱中症に気をつけながら、なるべく外で遊ばせてください。

また、近くを見ることも近視になる原因と考えられています。子供は、かなり目を酷使しても症状を感じにくく、自分から目の不調を訴えることが少ないので、大人が子供の目の管理をしてあげることが大切です。

ゲームやスマホなどを使うのは、なるべく短時間が理想です。使う際は、1時間ごとに15分の休憩をさせてください。もちろん大人の場合も同様です。

また残念なことに、スマホなどを使う時間が増えすぎて、直接人と会話をしない時代になってしまいました。通信機器の文字だけでコミュニケーションが可能になったせいで、会話をする時の相手の視線が耐えられなくなる「視線耐性の低下」も若い方に問題になっています。コミュニケーション能力の低下も叫ばれています。

しかし、これらがより深刻化したとしても、これからスマホなどの機器が生活からなくなることはありません。逆に、ますます手放せないものになるでしょう。

これからは、大人も子供も、目を使う時間を自分で制限していくことが大切です。このままどんどん目を使う時間が増えれば、心身の不調が増えていきます。しかし、体調管理のために目を使う時間を制限することがいかに大切であるかを、多くの皆さんは気づいていません。

まず、「自分の生活には、どんな情報が必要なのか？」を考えてみましょう。情報を過度に入れなければ、自律神経が整い、目が疲れないだけではなく脳も心も疲れにくくなります。

血流と体温の保持

もう一つ、自律神経を整える方法として、血流を良くすることが大切です。

血液は、体中に張り巡らされた血管を巡り、酸素や栄養を体の隅々まで運んでいます。また、老廃物を除去し、感染症やアレルギーから身を守る役割をしています。ですから、この機能が不十分になると体に悪いことは容易に想像できますね。

目には、網膜というカメラのフィルムにあたる部分に血管がたくさん張り巡らされています。網膜だけではなく、視神経や目の周りについている筋肉などにも豊富な血流が欠かせません。ですから、血流が悪くなると目の機能が低下するのです。血流が豊富であることは、すべての臓器にとって機能が正常に働くために欠かせないのです。

「冷えは万病のもと」といいますが、体が冷えていると血管が収縮して、血流が悪くなります。なぜ冷えると血管が収縮するのでしょうか？　それは、私たちの体温がいつも一定に保たれる仕組みが原因です。

頭の視床下部にある「体温調節中枢」が自律神経の司令塔になって、体温を約37度に維持しています。そして、体温を一定に保つためには、熱を体から出したり入れたりしなければいけません。

暑い時は体を冷やしたいので、皮膚の血管の交感神経の活動が低下して、皮膚の下の血管を広げます。すると温かい血液が皮膚にたくさん流れてきて、皮膚を介して熱が外に逃げることで体を冷やします。もっと冷やしたい時は、汗を出す汗腺の交感神経が活動して、汗を蒸発させることで、体の熱を外に逃がします。

逆に、寒くて体を冷やしたくない時は、皮膚の血管の交感神経が働いて血管を収縮させ、体から出ていく熱を抑えるのです。寒い時に手足が冷たくなるのは、交感神経が働いているからです。

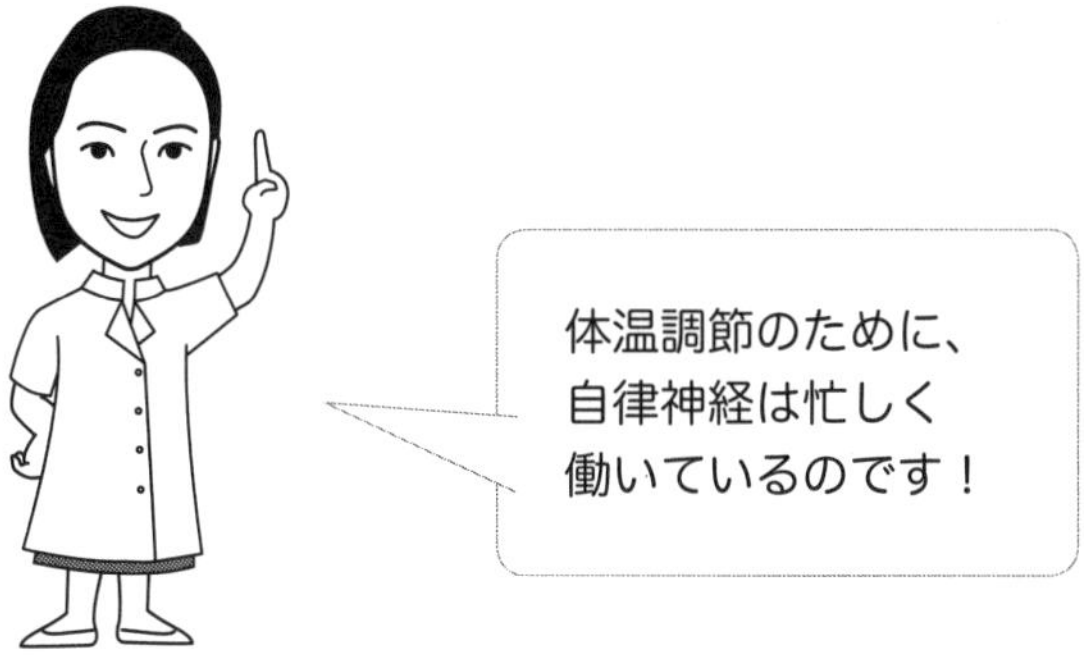
体温調節のために、
自律神経は忙しく
働いているのです！

また、皮膚はいつも目に見えない水分が蒸発しています。寒い時に、この毛穴からの水分の蒸発を防ぐために、交感神経が働いています。毛穴を閉めて水分の蒸発を防ぐために、鳥肌が立つのです。

また、体を温めるために、体の中で熱を作る仕組みもあります。これも、交感神経の作用によって、体内の臓器で熱を作らせています。

ですから、体が冷えたり熱くなりすぎると、体温を一定に保とうとして自律神経に負荷がかかり、乱れてしまいます。

体を冷やさず血流を良くすることを日常的に意識すれば、自律神経と同時に、目を含めた体の機能を整えられます。後ほど、毎日できる簡単なケア方法を紹介しますので、ぜひ実践してください。ちょっとした工夫で、快適な毎日を送れるでしょう。

第2章

自律神経を理解する

神経を分類していく

神経は、体と心を構成しているあらゆるものを支配して、生命を維持するために働いています。

神経の働きを、まず二つに分けて考えましょう。「中枢神経」と「末梢神経」です。読んで字のごとく「中枢神経」は脳と脊髄にあり、体の中枢の働きをしています。それ以外を「末梢神経」と理解すれば大丈夫です。

そしてまた二つに分けます。末梢神経は、「体性神経」と「自律神経」に分かれます。ここで自律神経が出てきましたね。自律神経は「交感神経」と「副交感神経」に分けられます。

一方の体性神経も、「運動神経」と「感覚神経」に分かれます。運動神経は手や足を動かす神経で、自分の意志で指令を出して体を動かします。感覚神経は、聞く、見

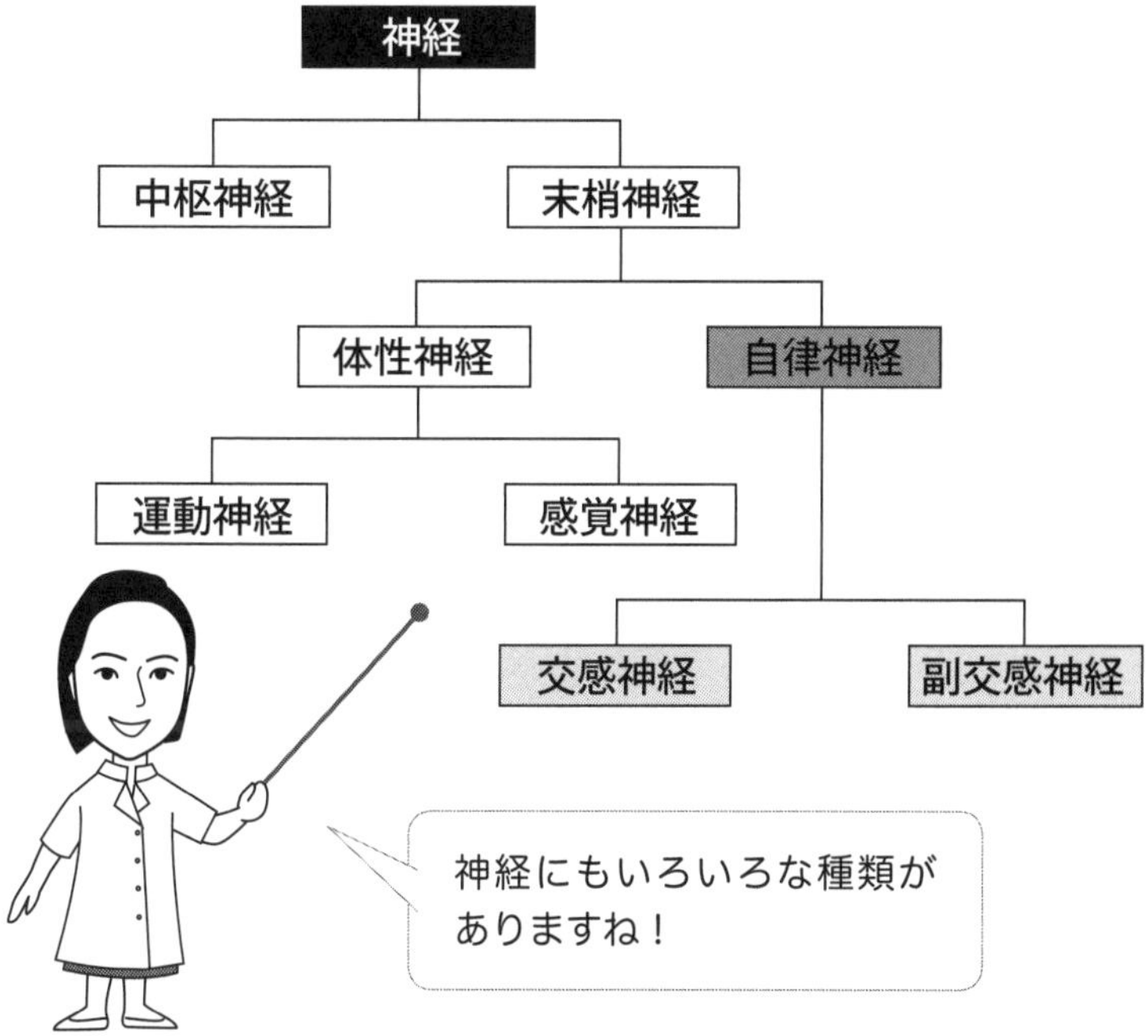

る、痛みなどの情報を脳に伝えています。

自律神経の司令塔は、脳にある視床下部という場所です。自律神経は、正常に体を保つ働きを脳の指令により自動調整しています。生命を維持するために、24時間休まず働いています。例えば、寝ている間も心臓が動いて呼吸が続くのも、この機能のおかげです。

自動調節ですから、この神経は自分の意志でコントロールできません。自分の意志で腕を動かせても、心臓の鼓動を速くすることはできませんよね。しかし、急に驚かされた時は、自律神経に指令を出す脳が恐怖を感じて交感神経を働かせます。その結果、心臓の鼓動が速くなりドキドキするのです。

このように様々な神経がお互いに連携し合って、生命を維持するために感情や体の機能をコントロールしています。外部の刺激で体に影響が出ることがありますし、心の状態（不安、恐怖）で体の反応が変わることもあるのです。心と体はお互いに影響し合っています。神経の働きは実に複雑で、神秘的ですね。

自律している神経

自律神経は、体が自律するための神経なので、様々な臓器に存在しています。目に

交感神経優位		副交感神経優位
心拍数が上がる	心臓	心拍数が下がる
呼吸が増える	肺	呼吸が減る
消化が悪くなる	胃	消化が良くなる
汗の量が増える	汗腺	汗の量が減る
収縮する	末梢血管	拡張する
尿を溜める	膀胱	尿を出す

交感神経と副交感神経は、反対の働きを持つ。

も自律神経が存在しています。そして、交感神経と副交感神経がお互いに反対の働きをして、機能を自動調節しています。

臓器における自律神経の働きを別表で確認してください。例えば、交感神経が高まると心臓の鼓動が速くなり、副交感神経が高まると鼓動が遅くなります。ですから、自律神経が乱れると各臓器の機能が乱れて、体調不良になってしまうのです。

逆に、病気などで臓器の調子が悪い時は、自律神経が乱れてしまいます。お互いに影響し合っているからです。

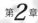

目においては、瞳の大きさの調整や、瞼の開け閉め、涙の分泌、ピント合わせの調節に、交感神経や副交感神経が関連しています。

交感神経が高まると、瞳にある筋肉（瞳孔散大筋）が刺激されて瞳が大きくなります。副交感神経が高まると、違う筋肉（瞳孔括約筋）が刺激され瞳が小さくなります。

瞳の大きさはいつも約2〜6ミリで変動しています。明るい時には小さく、暗い時には大きくなり、まぶしさや見え方を調整しているのです。また、瞳の大きさは年齢で変化し、加齢によって小さくなっていきます。

瞼を開けたり閉めたりする時には、瞼の筋肉が関わります。瞼を開ける時に働く筋肉（ミュラー筋）は、交感神経が支配しています。

涙は1日に1〜3ミリリットルが分泌され、目の表面を潤しています。副交感神経が優位になると分泌が多くなります。涙は副交感神経と交感神経の両方が分泌を促していますが、副交感神経が優位になるほうがより多くなります。

目の交感神経が高まる		目の副交感神経が高まる
散大する	瞳	縮む
パッチリ開く	瞼	開きにくい
分泌	涙	より分泌

そして、涙の種類は3つあります。一つ目は目が乾かないように常に目を潤すための涙です。二つ目は玉ねぎの刺激などで出る反射性の涙で、三つ目は人間にしかない感情による涙です。

このように、目と自律神経は密接に関係しています。目の調子を整えると自律神経が整い、結果、体の機能を整えることになるのです。

先ほど、自律神経は自分の意志ではコントロールできないと説明しました。では、自律神経の機能を整えるにはどうしたら良いのでしょうか？

それは自律神経の働きが過剰になる時がどういう状態なのかを知り、そうならないように行動することです。

その簡単な方法が、「5秒間、目を閉じること」です。目を閉じることで自律神経を休ませ、目も体も心も整えることができます。

自動車でたとえる交感神経と副交感神経

ここで、自律神経の働きをわかりやすくするために、あなたの体を自動車にたとえましょう。

まず、交感神経はアクセル、副交感神経はブレーキだと思ってください。イケイケドンドンの興奮モードの交感神経、ゆっくりリラックスモードの副交感神経というイメージです。

車（自分の体）は自動運転でずっと動いています。自動運転というのは、自律神経が24時間働いているということです。この運転は生きている間は、止まることがありません。人間は人生という長い道のりを、ずっとドライブしていると想像してください。

人生が常に快適なドライブになるためには、アクセルとブレーキの絶妙な踏み加減が大切です。

午前中は交感神経が優位に働くので、アクセルが強くなります。明るい日中の高速道路でスピードを出しているイメージです。この時間帯は交感神経の働きで集中力が増すため、仕事や勉強にとても向いています。

午後になると交感神経の働きが徐々に弱まり、夜は副交感神経が優位になる時間帯です。夕方から夜に、雄大な田舎道をゆっくりとドライブしているイメージをしてください。体はリラックスモードになり、体も心も休息し修復します。

心臓はエンジンに、目はフロントガラスにたとえられるでしょう。エンジン（心臓）

が故障（心臓の病気）してしまうと、車が走れなく（生命維持できなく）なります。
また、フロントガラス（目）から見える視界が良好でなければ、安全に運転ができません。フロントガラスが曇り破損すれば（白内障やドライアイなどの目の病気）、快適な運転は難しくなります。

車検は体の健診と同じです。車検は車がいつも良好な状態かどうかを確認していますね。人間の体も同じです。自分では異常がないと思っていても、1年に一度は目も体も健診を受けましょう。

山あり谷ありの人生ドライブで

では、自律神経が乱れる時とは、ドライブでいうとどのような状況でしょうか。
人生と同じで、車が走る道も山あり谷あり、真っ直ぐな道や曲がりくねった道があります。そのような道ではアクセルやブレーキを交互に何度も踏み、時には強く踏むこともあるでしょう。

また、人が飛び出したり、急に落下物が現れたら、急ブレーキをかけますね。このような予期せぬアクシデントやストレスが人生にはつきものです。

例えば、自分と相性が悪い人や苦手なことも、人生では遭遇します。そんな時は、何とかしようとして、時にはその場を逃げるようにアクセルを強く踏むでしょう。アクセルを強く踏むと交感神経の働きが強まり、心臓がドキドキして興奮状態になり、眠れず食欲が低下し、目がカラカラに乾き、瞳が見開きます。この状態が続くと明らかに不健康ですね。

自律神経の乱れとは、このように交感神経、副交感神経のどちらかに働きが偏った状態になることです。

特に、人生の大きなイベントや転機では気をつけたいものです。受験、進学、就職、引っ越し、結婚、出産、離婚、死別などです。

悲しいことだけではなく、嬉しいことでも自律神経に影響する場合があります。遠足の前にワクワクしすぎて眠れなくなった経験はありませんか？

一方で日常の小さな出来事でも自律神経は乱れます。満員電車でイライラしたり、恋人とケンカしたり、職場でトラブルがあったり。

自律神経を乱す要因が、まったくない人生はありえません。ですから、このような出来事が自律神経を乱すことを知っているだけでいいのです。

もし知っていればその都度対処できるので、後々の健康状態に大きな差が出てきます。対処の方法は「5秒、目を閉じること」です。そうすれば、自律神経のバランスが整います。

台風や猛暑日でも快適に

長い長いドライブ（人生）の間、いつも天気が良いとは限りません。台風や猛暑、大雪になる時もあるでしょう。

そんな時は、車内の温度を快適にするためにエアコンの温度調節をしますね。車内の温度とは、自分の体温の管理のことだと思ってください。人間の体は一定の体温を保つように自律神経が働いています。しかし、極端に熱い時や寒い時は、体温を元に戻すために自律神経に大きな負担がかかってしまうのです。

暑さによる夏バテや、気圧の変化で頭痛などの体調不良が起きることは有名です。季節の変わり目での温度や気圧の変化は、自律神経に影響します。ですから、服装の配慮や室内温度の管理などで、熱さや寒さの影響を受けない環境作りが大切なのです。

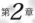

さて、自分の体が自動車だとすると、あなたはどんなタイプの車でしょうか？　がっちりした体形の方は四輪駆動のオフロードカーでしょうか？　スマートな体系で運動好きな方はスポーツカーでしょうか？　車に様々な色や形があるように、人間も生まれ持った体格や性格はそれぞれ異なります。

また、あなたの理想の車（理想の心と体）はどんなイメージでしょう？　あなたは今、自分が理想とする車になれていますか？　理想が頑丈な車でも、実際はすぐに疲れてエンストしてしまうような車かもしれません。

理想と現実がかけ離れている方は、少しずつ理想の車になるように改造していきましょう。自律神経を少しずつ整えていけば、険しい道もスイスイと走れるエンジンになり、スマートで格好良い車体になれます。そして、人生というロングドライブを快適に走り続けられるでしょう。

自律神経が乱れると起こる症状

何度も強くアクセルを踏む（交感神経が優位）、いきなり何度もブレーキをかける（副交感神経が優位）運転をしていては、快適なドライブとはいえません。タイヤやエンジンに負荷がかかり、車の寿命も短くなります。人間の体も同じです。

では、自律神経が乱れると、どのような症状が現れるのでしょうか？

◉肉体的症状

例えば、耳鳴り、下痢、首こり、肩こり、手足のだるさ、肌荒れ、じんましん、多汗、頭痛、便秘、胃もたれ、動悸、息苦しさ、息切れ、冷え性、食欲低下、吐き気、めまい、痺れ、慢性疲労、気圧変化による体調不良……などが挙げられます。

目の症状では、眼の疲れ、かすみ目、目の奥の痛み、ドライアイ、視力の変動、涙目、異物感、瞼の痙攣、瞼が重くなる……などがあります。

◉精神的症状

例えば、気力低下、緊張感、不安感、孤独感、喪失感、焦燥感、恐怖感、イライラ、くよくよ、オドオド、短気になる、神経質になる、傷つきやすくなる、音に敏感になる、自殺願望が生じる、気持ちが暗くなる、憂鬱、不幸に感じる、惨めに感じる、悪夢を見る……などです。

このような症状の数が多ければ多いほど、自律神経が乱れています。自分に当てはまるものがないか確認しましょう。

私のクリニックでは、初めて来院された方に、目以外の症状について問診をしています。眼科医として長年診察している中で、目だけを治療しても症状が良くならないこともあると気づいたからです。

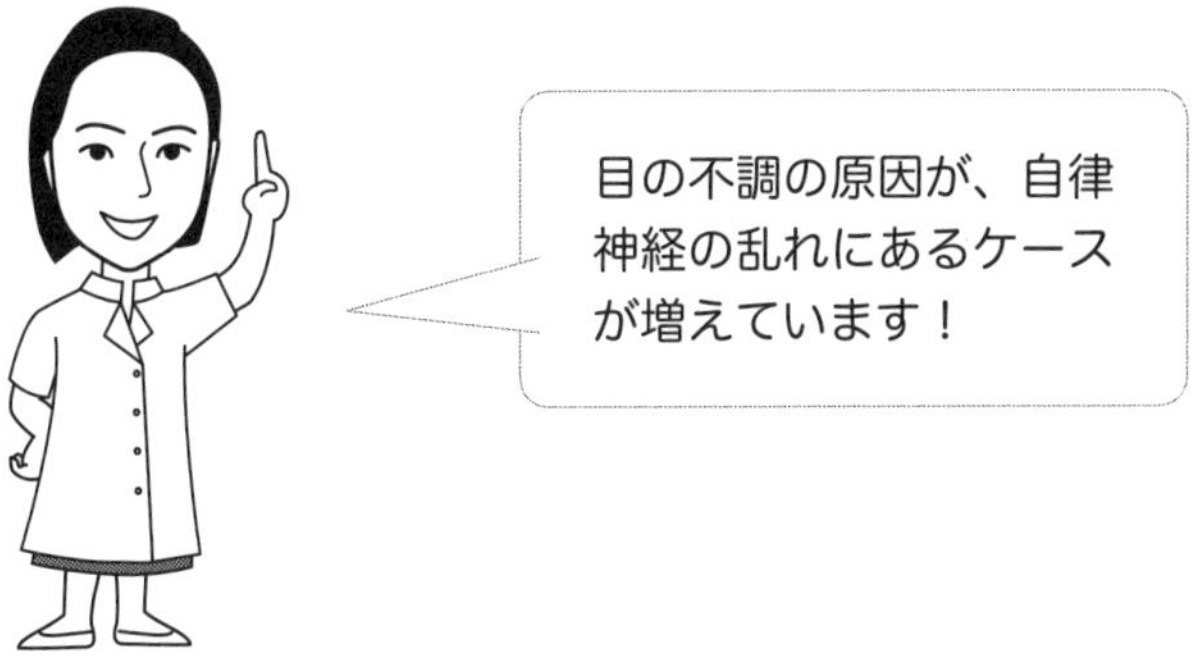
目の不調の原因が、自律神経の乱れにあるケースが増えています！

問診すると、首こり、肩こり、頭痛、肌荒れ、冷え性、慢性疲労を感じている方がとても多いことに驚かされます。また、イライラや不安感など、精神面での症状が多いことにも気づきました。

その場合、目の診察や治療に加えて、自律神経を整える生活習慣についてのアドバイスをしています。時には、目薬だけでなく漢方や湿布薬、ビタミン剤や睡眠薬などの内服薬を処方する場合もあります。もちろん、内科や皮膚科などの受診をお勧めする場合もあります。

場合によっては、目の痛みなどの明確な症状が現れていても、診察では目に異常がないことがあります。

目の症状が辛いので数々の眼科を受診したけど、異常がないと言われたという方は少なくありません。

私が医師になりたての頃は、目に異常がなければ「心配ありません。治療する病気はありませんので大丈夫です」と説明していました。しかし、20年以上目の診察をしてきて、目だけの問題ではないことに気づいたのです。

特に最近、眼精疲労で来院される方が増えていることも、気づきを得られたきっかけでした。いくら眼精疲労に点眼治療をしても、なかなか改善しません。睡眠時間が短かすぎて体も心も疲れていると、せっかくの目薬も焼け石に水なのです。

かつては、目が痛いと訴えてきた方に「睡眠時間は何時間ですか？」と質問したことはありませんでした。まさに「木を見て森を見ず」の状態でしたので、反省するとともに今後の診療により力を入れていこうと日々勉強し、気を引き締めています。

ストレスと上手につき合うには

それでは、自律神経が乱れる原因は何が考えられるでしょうか？　もちろん人によって様々でしょうが、対人のストレスや環境のストレスなどが複雑に影響していることは間違いありません。自分では良いと思っている行為が、逆効果になっていることも考えられます。自分の場合は何が一番の原因か、生活を振り返ってみましょう。

ストレスが原因で目の病気が発症した患者さんには、「ご自分の生活を振り返り、何か思いあたることはありませんか？　もしあれば解決できるように行動してみてください。そして睡眠をしっかりとって、食事にも気を配りましょう」とお話ししています。

私はクリニックを開業した当初、来院してくれる人が増えるかどうか、クリニックに対する評価はどうか、と不安な気持ちが大きくストレスを感じていました。しかし、その不安な気持ちをバネにして、どうしたら不安がなくなるのかを考えて行動することで、良い結果になりました。

私は人と関わることが好きなので、積極的に異業種の集まりに出席して名刺交換をしたり、しばらくやっていなかったスポーツを始めてみたり、興味があった漢方の勉強をしたりと、気持ちを新たにして乗り切れました。どれも自分が楽しいと思える方法で、不安な気持ちを払拭できたことが良かったと思います。

自分の性格では、どんな行動でストレスを対処するのが良いのか、考えてみることをお勧めします。自分に合わない方法で無理に頑張ると逆効果です。合わないと感じたら、すぐに方向転換をしましょう。

ストレスのほとんどは、対人によるものが原因と言われています。人間関係が苦手な方やコミュニケーション力不足と思っている方が無理に人と会いすぎて、逆にストレスを増やしてしまうことがあります。

また、気が弱いのを何とかしようとして無理に強がってしまうと、自分を見失いかねません。

他人からの評価を気にしすぎて不安になる人もいます。何でもできる完璧な人間はいません。大切なのは、自分の性格を理解して、自分が許容できる範囲で欠点の改善を試みることです。


精神面を改善しようとしても、体が健康でなければ自律神経は乱れていて心も不安定なままです。体を動かすことは精神面にもプラスになりますので、運動もお勧めです。もちろん、やりすぎは禁物なので、軽い運動から始めましょう。

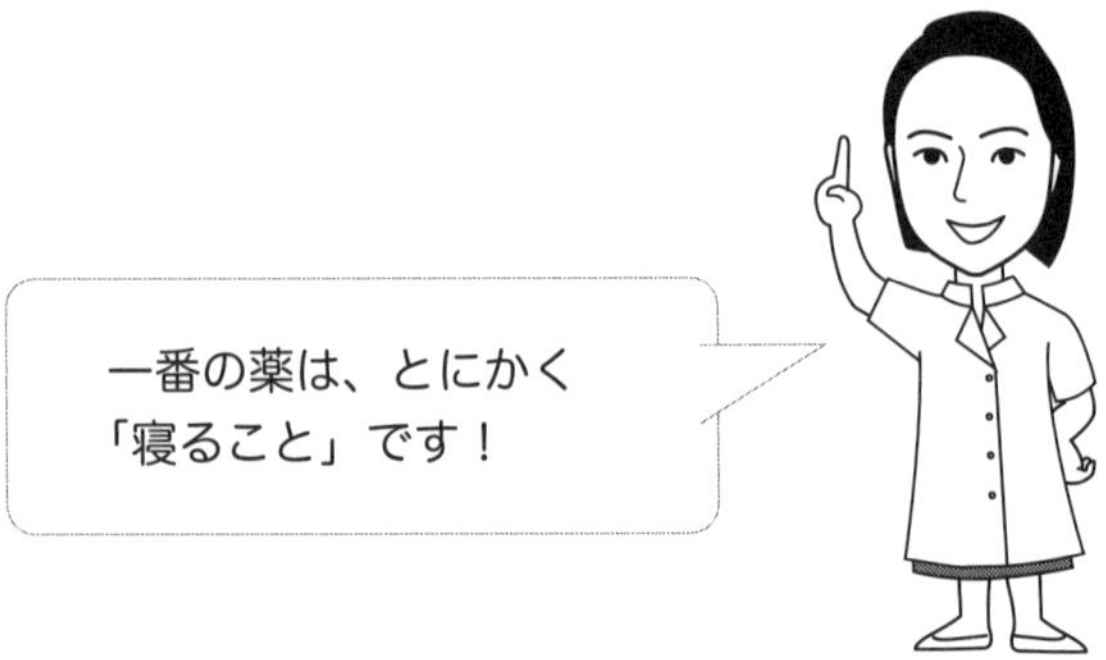

睡眠を見直そう

仕事のつき合いで会合や飲み会の予定を入れすぎて、いつも帰宅時間が遅くなり、睡眠時間が短くなっていませんか？　家事を完璧にしないといけないと思い、自分の睡眠時間を削っていませんか？　あるいは、ダラダラと過ごしてしまい、寝る時間が遅くなっているケースもあるかもしれません。

このような睡眠不足や生活リズムの乱れは、自律神経を乱します。日々の睡眠は、最低7時間を確保しましょう。疲れていて体調が悪いと思った時は、いつもより長く寝てください。

以前、漢方専門医の外来診療を見学した際、その先生はすべての患者さんに、「できるだけたくさん寝てください。どんなに良い漢方薬を処方しても、寝ないと回復しませんので」と説明されていました。

体も心も目も、睡眠中に休まっていますので、治療には睡眠が大切なのです。仕事や食事の時間やお風呂の時間を10分でも短縮して、睡眠時間を長くしましょう。

食事・飲酒と自律神経

お酒の飲みすぎや喫煙、外食が多すぎると、自律神経を乱します。

喫煙は、体に良いことがまったくありません。ニコチンが作用して副交感神経を刺激するため、一時的にリラックスできても効果はすぐに切れ、今度は交感神経が高まってイライラします。また、ガンや心臓発作、脳卒中のリスクを高めることは皆さんご存知ですね。さらに、白内障や緑内障などの目の病気のリスクも高まるのです。

食事においては、栄養素が偏ると体調不良になります。あなたの体は、あなたが食べたものでできているのです。

ポイントは、甘いものを控えて、いろいろな食材を食べることです。テレビなどで「○○には○○を食べると良い！」と紹介されたからといって、そればかりを食べるのは間違いです。栄養が偏って良いはずはありません。

食物アレルギーが気になる方は、採血で検査できます。花粉症の方は、特定の食物にアレルギーが出る「花粉・食物アレルギー症候群」という病気になる可能性が高いので、注意が必要です。特定の果物や野菜を食べると、口や唇がイガイガしてかゆみを感じる場合は、その食べものを食べないようにして検査を受けましょう。

そして、過度な飲酒は、交感神経を刺激します。厚生労働省は1日あたりの「節度ある適度な飲酒量」を、純アルコールで20グラム以下と定めています。20グラムの目安は、ビールなら中瓶1本、ワインならグラス2杯弱です。

ですから、会合が多い時は自分でオーダーを減らし、ゆっくり時間をかけて飲みましょう。そして脱水症状の予防に、お酒の量と同じ量の水を飲むようにしてください。

耳からの情報にも注意

情報は、視覚や聴覚などから得ているとお伝えしましたが、音の情報が多すぎると耳が疲弊します。聴覚も脳が関係しているので脳も疲労します。

音楽が好きだからといって、賑やかすぎる音楽を一日中聴いていると、交感神経が高まりっぱなしで自律神経が乱れます。また、ヘッドホンで大音量の音をずっと聞くと、耳に負担がかかって難聴になる恐れがあります。世界保健機関（WHO）は、携帯できる音楽プレイヤーで世界の若者の11億人が聴覚障害になる恐れがあると警告しています。

目は酷使しすぎて失明はしませんが、一度失った聴力は戻りません。情報過多による自律神経の乱れは体調に影響し、毎日の生活に悪影響を及ぼしてしまいます。

言葉のパワーを味方にする

「言霊《ことだま》」という言葉をご存知でしょうか。古代の日本人は、言葉に力が宿っていると信じていました。

最近の脳科学では、実際に言葉を声に出すと、その言葉に脳が騙されることがわかってきました。例えば、高い所が苦手な方に、「私はワクワクして楽しんでいる」とその場で言わせると脳がそう思い込み、怖いという気持ちを紛らわすことができるのです。

日々の生活でも「私はできる！」「私は大丈夫！」「私は素晴らしい！」などのポジティブな言葉を、自分の味方にすることをお勧めします。いつも良い言葉を口にして、前向きな気持ちでいましょう。

その時は、5秒目を閉じながら言葉を唱えてください。目も休まり、心も前向きになれます。

どうしても改善しない場合

自分でいろいろと対策をしても心の状態が悪化した時は、精神科医への相談をお勧めします。病気は「早期発見、早期治療」が一番良いことです。

医師にも様々なタイプがいます。自分と相性が合う医師を見つけましょう。男性医師、女性医師でも印象は違うでしょう。

私は女医のクリニックだとわかるように、クリニックの名前を「大原ちか眼科」にしています。そうすることで、女医に診てもらいたいと思ってくださる方にアピールしているのです。

もし、受診をしてみてこの医師はいやだと思ったら、我慢して通院する必要はありません。医師を選ぶ権利は、あなたご自身にあります。この先生なら安心できるという「かかりつけ医」を見つけましょう。

第3章

眼科では何をする？

検査室で目のタイプがわかる

眼科にあまり行ったことがない場合、どんな検査をするのだろうと不安になるかもしれません。そこで、私のクリニックではどんな検査をして診察するのか、説明していきましょう。

まず、検査スタッフが機械（レフラクト・ケラト・トノメーター）の前に座ってもらうように促します。そして機械に顎を乗せて、ぼんやりと正面の絵を見る検査から

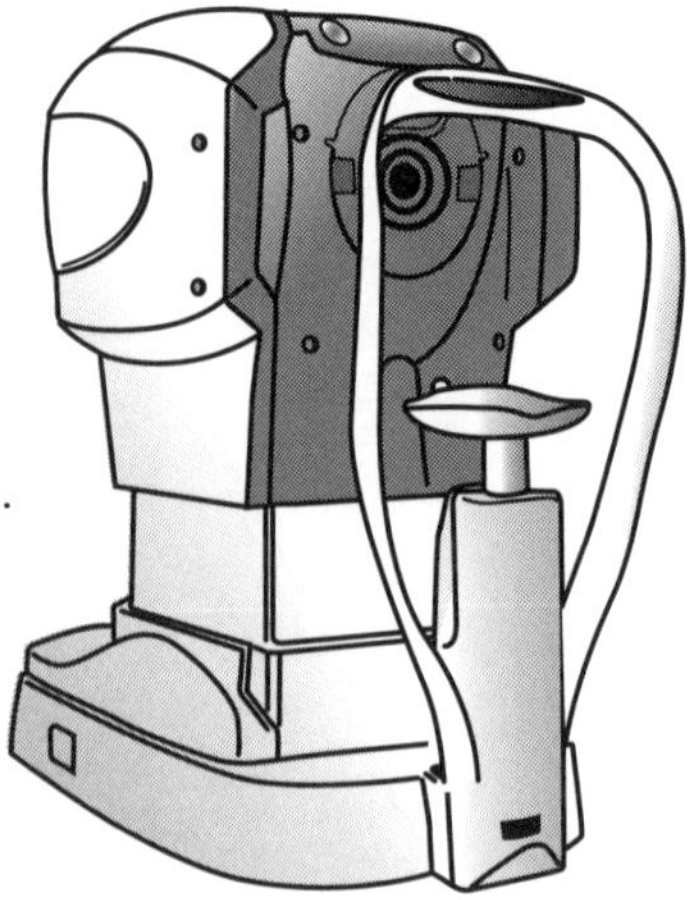

目のタイプ、角膜のカーブを検査するレフラクト・ケラト・トノメーター。

始まります。この検査で出てくる絵は、わざとぼやけたりはっきり見えたりを繰り返します。

ここでは、あなたの目がどんなタイプ（近視、遠視、乱視）なのかと、視力検査の時に必要なレンズの度数がわかります。目のタイプによって、診察時のアドバイスも違ってきます。

そして同時に、角膜のカーブ（角膜曲率半径）を測ります。この角膜のカーブは、コンタクトレンズを処方する時に重要な情報になります。コンタクトレンズがゆるすぎれば動きすぎてしまい、視力のブレや充血、異物感の原因になります。逆に、きつすぎて動きがなくても同様です。

この機械で測る時間は、片目につき約10秒です。その間に目がキョロキョロと動いてしまっては測定できません。じっと絵を見られれば、3歳のお子さんから測定が可能です。

眼圧検査でわかること

私のクリニックでは、前述の機械を使って眼圧も測れます。眼圧とは、目をボールのような形に保つための圧力です。

自動的に機械の機能が切り替わり、今度は緑の光が見えてきます。それをしばらく見ていると空気がポンと目に当たります。これで、眼圧という目の硬さがわかります。目に空気が当たると思うと緊張しますが、痛くはありません。できるだけ力を抜いて、大きく目を見開いてください。目を細めると瞼に当たって、何度も測定しなくてはいけなくなります。

眼圧の正常値は、10～20ミリメートル水銀柱（mmHg）です。眼圧は、血圧のように季節や1日の時間帯で変動します。また、目の病気やステロイドによる副作用な

眼圧は、少し高いくらいでは
自覚症状がない。

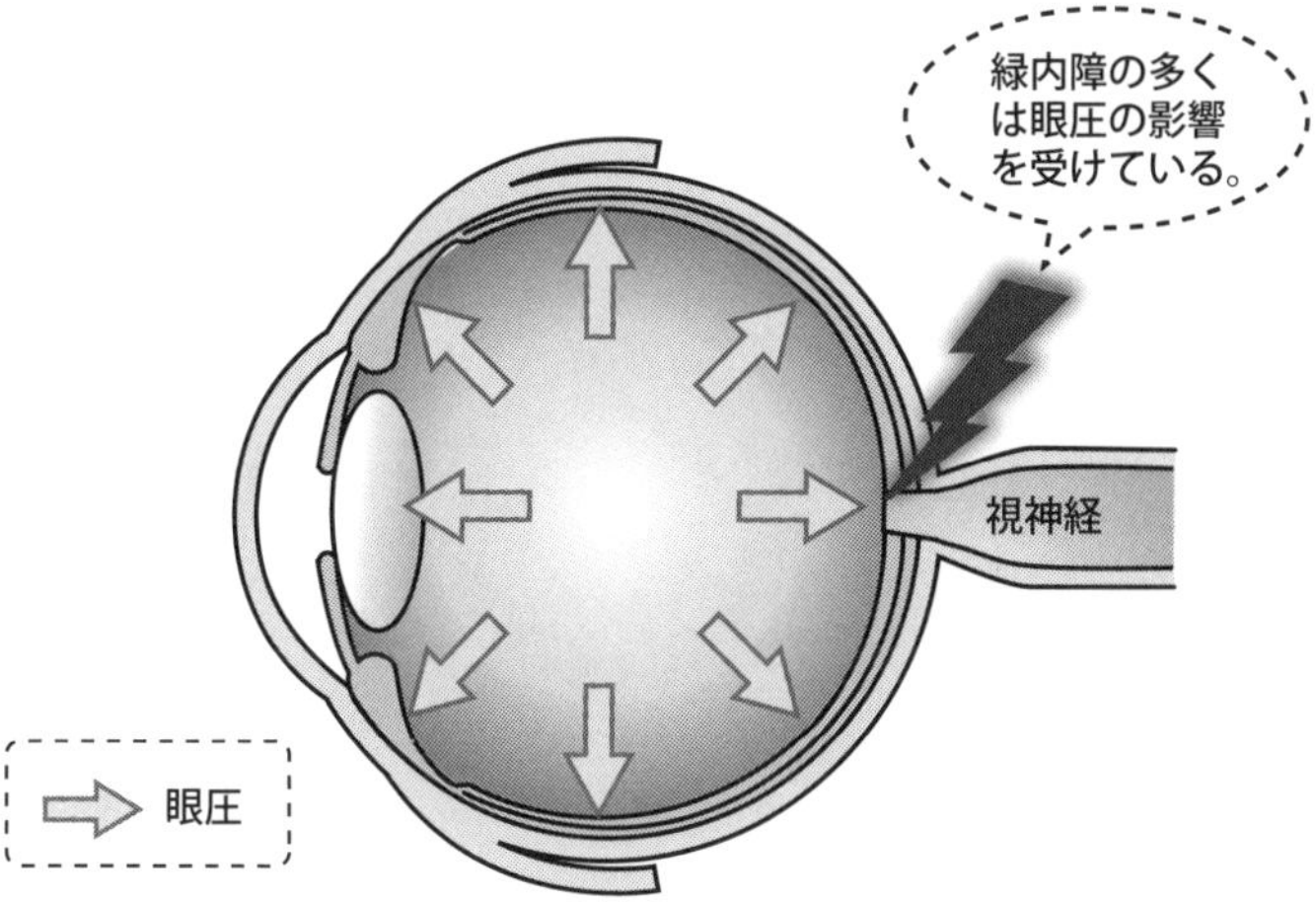
緑内障の多くは眼圧の影響を受けている。
視神経
眼圧

どで上昇することがあります。

　もし眼圧がかなり上昇していれば、頭痛や吐き気、かすんで見えるなどの症状が現れますが、少し高いぐらいでは自覚症状がありません。測定してみないとわからないのです。

　もしも眼圧が高いと、視神経へのダメージで視野が欠けてしまい、二度と視野を元に戻せなくなります。

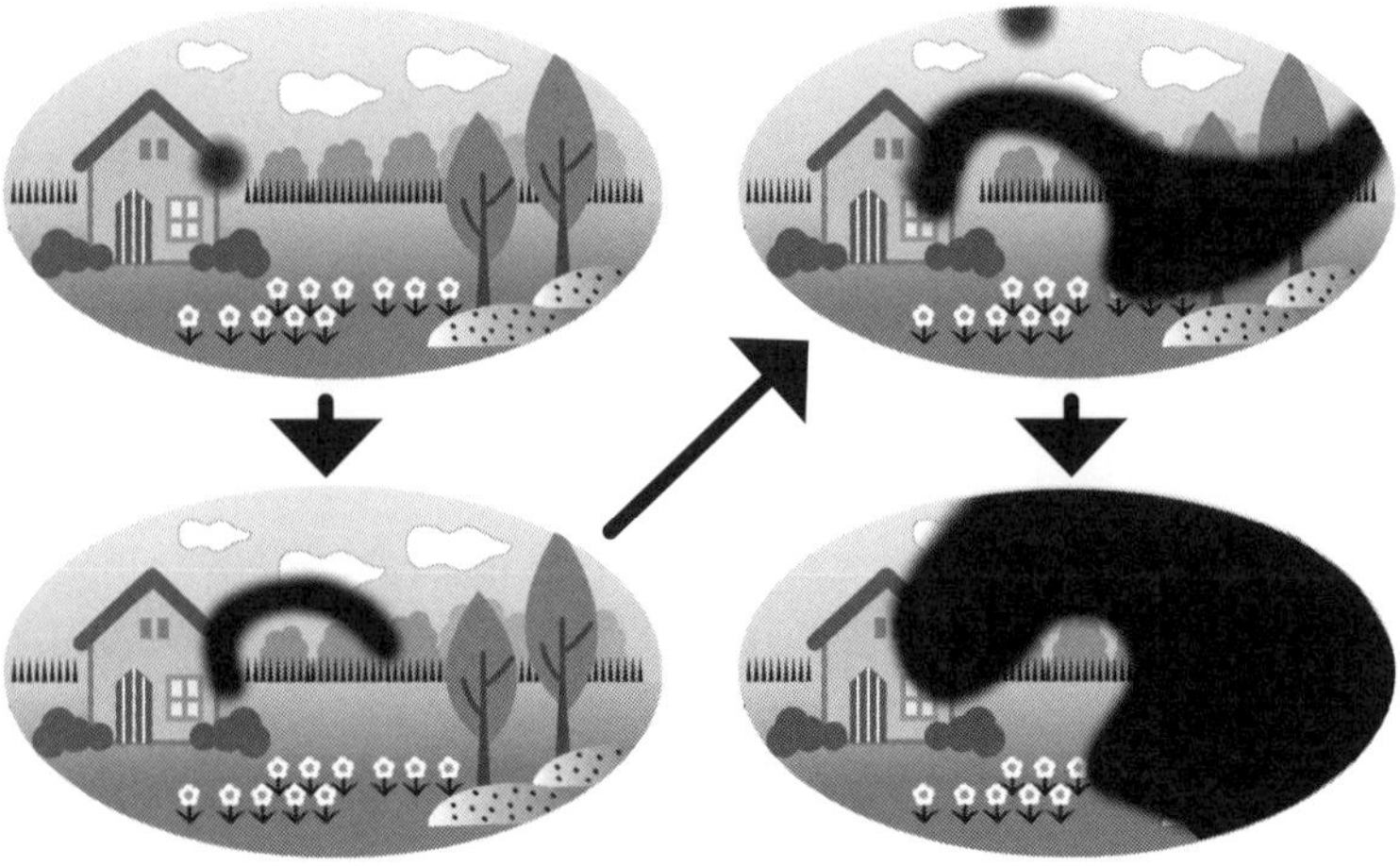

徐々に視野が欠けていく緑内障は、
末期まで気がつかないケースが多い。

また、眼圧が正常であっても、安心はできません。眼圧が正常でも視神経に障害がおきる「正常眼圧緑内障」という病気があるのです。

この病気も徐々に視野が欠けていきますが、末期になるまで自覚症状がほとんどありません。なぜなら、欠けた視野を正常な目が補い、あたかも見えているかのように脳が処理しているからです。

ですから、眼圧の値だけで病気はないと判断することは、とても危険なのです。

視力検査で初めて気づくことがある

視力とは、目で物体を見分ける能力のことです。誰でも一度は視力を測ったことがあるでしょう。日本ではアルファベットのCのような形の切れ目を答えて測定するのが一般的です。フランスの眼科医であるランドルトが考えた視力の測り方なので、使用する環（Cの形）をランドルト環《かん》といいます。

同じ大きさのランドルト環5つのうち、3つを正解すれば見えていると判断しています。見えていない大きさを導き、判定しているのです。

お子さんが学校の健診で行う視力検査は、ＡＢＣＤの４つの記号で判定します。この検査では、視力０・３、０・７、１・０の三つだけで検査するため、「３７０（サンナナマル）方式」といいます。

「Ａ」は視力１・０以上、「Ｂ」は視力０・９〜０・７、「Ｃ」は視力０・６〜０・３、「Ｄ」は視力０・２以下に相当します。

「Ａ」以外は正常な視力ではないため、保護者の方には「受診勧告のお知らせ」のプリントが配られます。これをお子さんがもらってきたら眼科で目の病気の有無や、眼鏡が必要かを診察してもらいましょう。

ただし、慌てて自己判断で眼鏡を作る必要はありません。慣れない検査で緊張してうまく検査ができなかった場合もあるからです。一方で、結果が「Ｂ」で視力が０・７以上だから大丈夫だろうという自己判断も禁物です。大人も同様ですが、軽度の視力低下でも斜視や遠視の場合は眼鏡が必要な場合もあります。大切な目を守るためにも、まずは眼科で検査を受けてください。

もっと小さなお子さんの場合、自治体の3歳児健診では保護者が簡単に家で確認する内容がほとんどで、眼科での検査が含まれていないのが現状です。心配なことがあれば眼科で検査をしましょう。

眼科では、対象物から5メートル離れた距離での視力検査によって、遠くの視力「遠見視力」を測定しています。

また、30センチの距離では、近くの視力「近見視力」を測定しています。老眼があるか、疲れで近くが見えなくなっていないかを調べる検査です。40才以上で老眼が気になったら、この「近見視力」を測ってもらいましょう。

一番よく見える眼鏡やコンタクトレンズを使った視力を「矯正視力」といいます。眼科医はこの矯正視力が1・0未満の場合を「視力低下」と判断します。ですから、裸眼が0・1であっても眼鏡などで1・0以上の視力が出れば、「あなたの視力は問題ありません」と説明します。

眼科医が重視しているのは矯正視力なのです。この矯正視力が低下した場合には、その原因となる病気が隠されている危険性があります。

来院されて、「私は見えているから検査はしたくありません」と言われる方がいらっしゃいます。しかし、見えていないことに本人が気づいていない場合もあるのです。実際、結膜炎で診察にいらした方で、片目の視力が失明していてもご本人は気づいていなかったことがありました。眼科で視力検査をして、初めてわかったのです。

車を運転する時に必要な裸眼視力や、学校で黒板の字が支障なく見える裸眼視力は、0・7以上です。0・6以下の場合は、眼鏡やコンタクトレンズでの矯正が必要になります。普段から裸眼で過ごしている方は、自分の裸眼視力を把握することをお勧めします。

眼鏡やコンタクト、ここをチェック!

眼鏡やコンタクトレンズが医療機器であることは、あまり知られていません。目にとってどちらが良いかと聞かれたら、もちろん眼鏡です。

コンタクトレンズは直接目の上に乗せるため、目に負担がかかります。ですから、コンタクトレンズを使い始める年齢は遅いほうが良いのですが、最近は低年齢化し、小学生から使用している場合があります。

さて、検査の続きを説明します。

普段から眼鏡を使用している方は、掛けている眼鏡をお借りしてその眼鏡の度数を機械で測定します。

また、ハードコンタクトレンズの場合は同じ機械で度数を測定できますが、ソフトコンタクトレンズは測定できません。そのため、ソフトコンタクトレンズを使用している方にはコンタクトレンズの名前や度数を聞くのですが、ほとんどの方が覚えていません。ですから、普段使用しているソフトコンタクトレンズの度数が書いてあるパッケージや未開封のレンズを眼科に持っていくことをお勧めします。

どんな眼鏡やコンタクトレンズを使用しているのかがわからないと、あなたの目に適切かどうかのアドバイスができませんので、必ず持って行きましょう。

実際、使用している眼鏡やコンタクトレンズを測ってみると、度数が強すぎたり弱すぎたりする場合が多く、適切な度数を使用できている方は6割ほどの印象です。

適切な眼鏡やコンタクトレンズを作りたいと思ったら、眼科で検査し、眼鏡やコンタクトレンズの処方箋を書いてもらいましょう。

初めてコンタクトレンズを使用する方は、自分でレンズの着脱ができないと処方ができません。ほとんどの方は当日中にできるようになりますが、どうしても着脱ができずに断念される方もおられます。

コンタクトレンズは人体に対するリスクが高く、薬事法で「高度管理医療機器」に指定されています。体に影響を与えるリスクに応じて4つのクラスに分かれていて、最もリスクが大きいものはクラスⅣです。コンタクトレンズは不具合が生じた場合、人体への影響が大きいものとして、透析機器や人工骨頭と同じクラスⅢに分類されています。

不具合とは、コンタクトレンズ装用で内皮細胞の減少や感染症による失明リスクがあるからです。コンタクトレンズを使用している方は、3か月に一度は眼科で定期検査を受けましょう。

ピントの調節力を測る

調節力は、見たいものにピントを合わせる力です。遠くや近くを見る時、この力を使って焦点を合わせています。これを測定する調節機能解析装置という機械があり、調節機能がグラフ化されて確認できます。

老眼とは、この調節力が加齢によって衰えることですが、この機械で測定すれば一目瞭然です。機械に表示された絵を見ているだけで、両眼を約３分で測定できます。

実際に私も、自分の目で測定してみました。夜になると目の疲労により、異常値を示していました。しかし、翌日の朝に測定してみると正常に戻っていました。このようなことは、目が疲れれば誰でも生理的に起こりますが、目の病気である眼精疲労や調節緊張症になると、この異常がずっと治らなくなります。

この機械は大変便利なのですが、残念ながらすべての眼科に採用されているわけではありません。

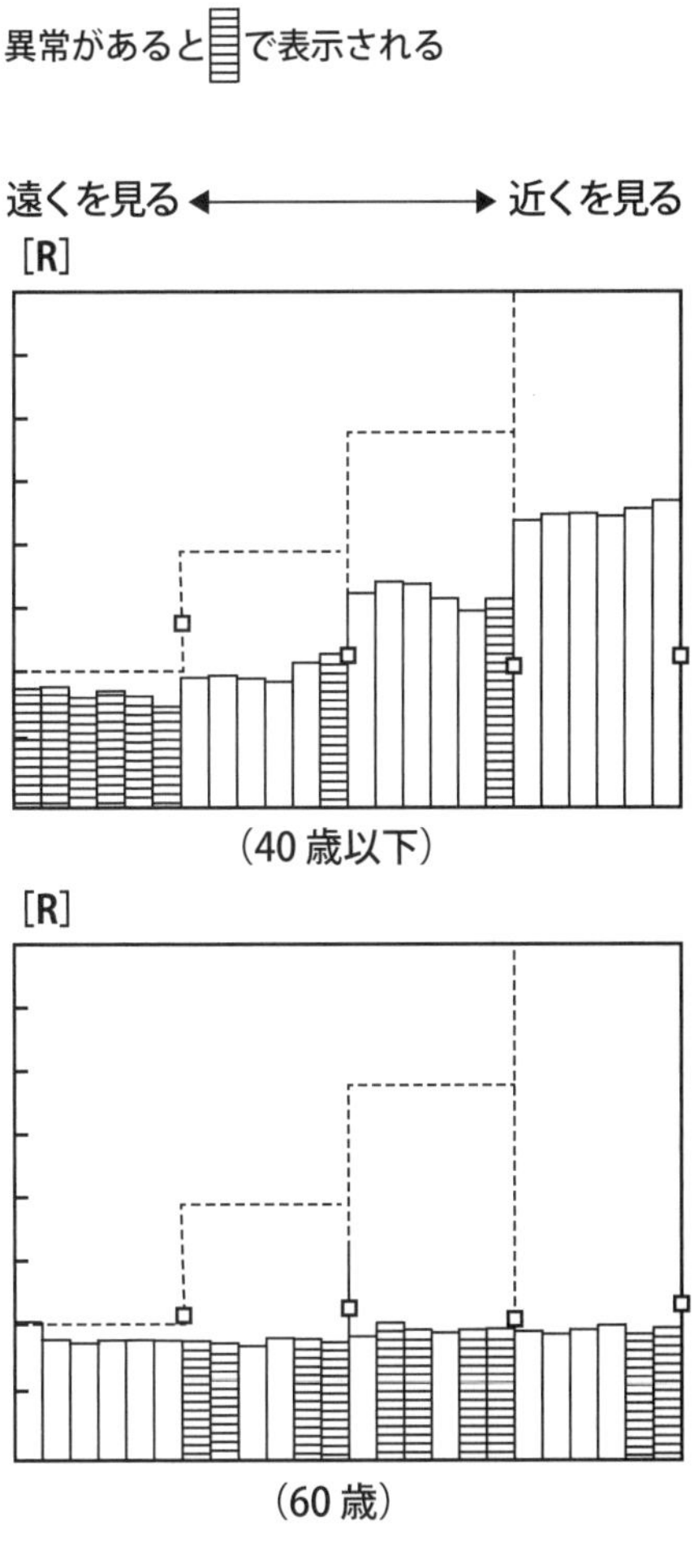
異常があると▤で表示される
遠くを見る
近くを見る
[R]
(40歳以下)
[R]
(60歳)

調節機能解析装置で、加齢による変化がわかる。

診察室の機械でわかること

一通りの検査が終わってカルテが診察室に届いたら、眼科医は視力、眼圧が正常だったか、どのようなタイプか、眼鏡やコンタクトレンズは適切かなど、確認してから診察にあたります。

眼科の診察室には、細隙灯顕微鏡《さいげきとうけんびきょう》（スリットランプ）という機械が必ずあります。この機械の台に顎を乗せてもらい、目に光を当てながら詳細に観察します。

ここでは、角膜や結膜、虹彩や水晶体を診ています。光を目に当てている時はまぶしいですが、瞬きをしても構いません。

診察中に指示する方向に目を動かしてもらい、瞬きを止めるようにお願いしますので、それまでは正面を見ていてください。スリットランプで光の種類や角度を変えながら、黒目（角膜）、白目（結膜）、瞼などの表面を確認していきます。特殊な染色液

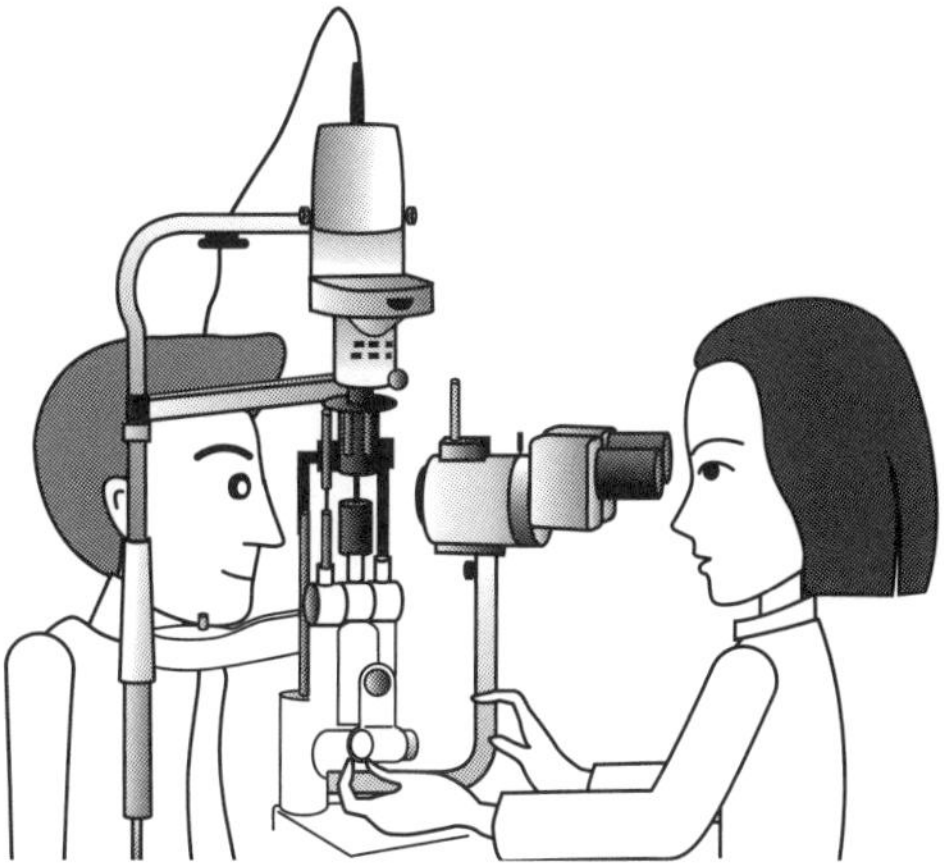

目の表面をチェックする、
細隙灯顕微鏡（スリットランプ）。

を使って涙の状態（量や質）を観察したり、角膜や結膜に傷がないか診察する場合もあります。

　目が痛くて開けられない時は、麻酔薬を点眼します。点眼直後の数秒は薬がしみますが、しばらくすると目を開けて診察できるようになります。

　重度のアレルギーや異物を探す必要がある場合は、瞼の裏を確認します。次に、茶目（虹彩）やレンズ（水晶体）などを検査します。

　ここまでの診察時間は数分です

ので、しっかり顎と額を台に当てていましょう。体勢が不安定に感じる方は、スリットランプのハンドルを握っていてください。

ここまでの診察で診断する、代表的な病気を挙げてみます。

◉白内障

目のレンズの役割をする水晶体が濁っている。その影響で視力が低下、かすんで見える。加齢性の場合が多い。水晶体のピント調節力が低下するため、近くも遠くも見えにくい。

◉ドライアイ

涙の質と量が低下している。角膜の表面に広範囲の傷があれば、視力低下の原因になる。涙がきれいに覆われないことで角膜の表面がでこぼこになり、光が正しく入らないためかすんで見え、まぶしく感じる。重症の場合は、眼痛や充血がひどくなる。

◉結膜炎

充血、目ヤニ、異物感などの症状が出る。アレルギー性や感染性の場合が多い。

◉角膜炎

感染症やコンタクトレンズが原因になることが多い、充血、眼痛、角膜の一部が濁る場合がある。

◉麦粒腫《ばくりゅうしゅ》

瞼の感染症で、赤く腫れて痛くなる。膿が出る場合もある。「ものもらい」「めいぼ」「めばちこ」など、地域によって様々な呼び名がある。

全身の血管までわかる眼底検査

次は、スリットランプから顔を離してもらい、眼底検査をします。目の奥である眼底は、神経や黄斑《おうはん》、網膜など、ものを見るために大切な部位で構成されています。眼底検査では、それらに出血がないか、色の変化や変形がないかなどを観察します。また唯一、肉眼で血管を観察できる場所が目の奥の網膜です。網膜はカメラにたとえるとフィルムの役割をしていて、たくさんの血管が張り巡らされています。「目は健康の窓」と言われるように、目をのぞけば糖尿病や高血圧の影響を含め、全身の血管がどのような状態なのかを、傷つけることなく知ることができるのです。

眼底検査では、瞳孔に光を当てて丸い大きな凸レンズを通して眼底を観察します(倒像鏡検査《とうぞうきょうけんさ》)。ただし、目に光を当てると瞳孔が小さくなり観察できる範囲が限られ

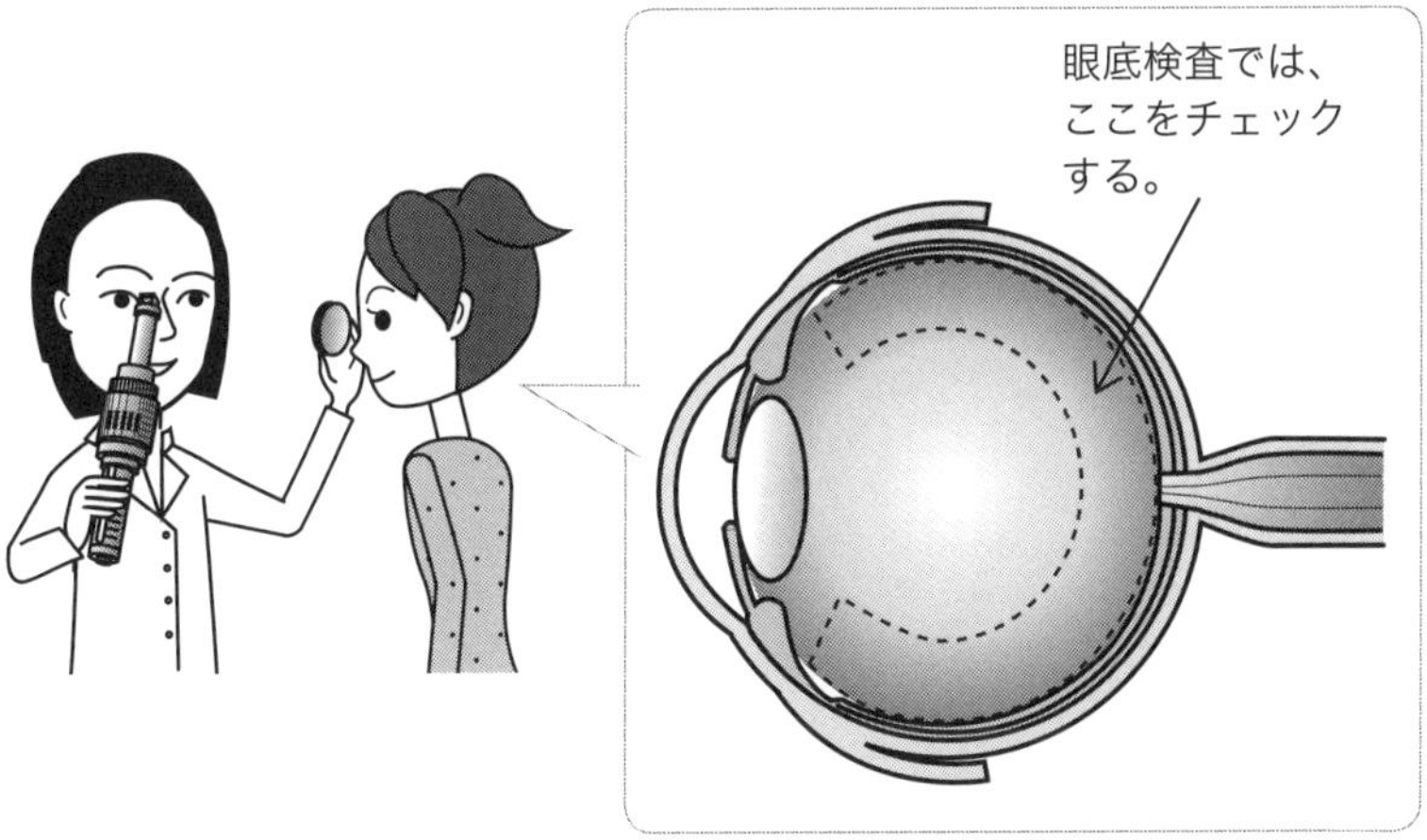

てしまいます。そのため、詳しく観察すべき場合は、瞳を拡大するための目薬を点眼してから行います（散瞳検査《さんどうけんさ》）。

散瞳検査が必要な場合は、外傷や糖尿病の合併症のチェック、あるいは何かが飛んで見える飛蚊症《ひぶんしょう》の場合です。また、矯正視力が1・0未満に低下している時にも必要です。

この点眼による効果は約5時間前後と長く続いてしまうので、検査後は運転やパソコン作業ができなくなります。先ほどの条件にあてはまる場合は、公共交通機関で来院し、仕事なども調整しておきましょう。病気によっては一刻を争う時もありますので、早急な受診をお勧めします。

眼底検査は、片目で約1分ほどです。指示通りに上下左右に目を動かしてもらいますが、まぶしいだけで痛みはありません。

診察終了後に病状を説明しますが、説明の仕方や処方は医師によって様々です。

ほぼ自覚症状がない、緑内障とは?

ここで、眼底の視神経の代表的な病気である緑内障について説明します。

緑内障とは視神経が障害されて視野が狭くなり、失明する病気です。日本人の失明原因の第1位は緑内障です。緑内障は日本人にとても多い病気で、40歳以上の約20人に1人という高い確率で発症します。しかも、年齢とともに発症率が上がります。

しかし、実際に緑内障を治療している方は2割ほどで、残りの8割の方は緑内障に気づけておらず、まだ緑内障と診断されていないといわれます。なぜなら、自覚症状がほぼないためです。末期になるまで気づけず、失明してしまうこともあるのです。また緑内障には様々なタイプがあり、正常な眼圧でも視神経がダメージを受けて起こる正常眼圧緑内障の方が大半です。

緑内障は、眼科での検査や診察で総合的に診断します。眼底検査では、緑内障の特徴的な視神経の変形を確認します。また、視神経の厚さを撮影して測定し、視野検査で視野の状態を把握します。すべて痛みや苦痛がない検査であり、短時間で終わります。負担が少ない検査ですので、恐れることは何もありません。

眼底検査では、緑内障の他に様々な病気が見つかります。例えば、網膜剥離や眼底出血（糖尿病や高血圧などによる）、黄斑の病気、視神経の病気などです。

もし、いつもの見え方と何かが違う、おかしいと感じたらすぐに眼科を受診してください。まったく見えなくなるまで放置すると、病気が末期の状態になっていることが少なくありません。

また、両目で見ていると、片目の異常に気がつかない場合がありますから、時々、片目ずつ目を閉じるか、隠した状態で見え方のチェックをしましょう。

例えば、テレビや壁に貼った絵やカレンダーを同じ距離から見て、ゆがみや黒い影が見えたり、かすんで見えるなど視界がおかしいと感じたら、迷わず受診してください。自覚症状に乏しいのが眼科の病気の特徴です。

会社の健康診断で視力を測っているから大丈夫だと思われる方が多いですが、その際には眼科医による診察がないことが多く、目に病気があるかどうかの判断まではできません。40歳以上の方は、目の病気も増えてきますので、年に一度は眼科での定期検査を受けて自分の目を守りましょう。

あなたの目のタイプ（近視、遠視、乱視）は？

あなたは、自分の裸眼視力が今どのくらいなのかを把握していますか？　裸眼視力が1・0未満の方は、近視か遠視か乱視があり、それらを屈折異常といいます。

カメラのフィルムの役割をしている網膜に、見たい像がぴったり合っていれば、よく見えている状態である「正視」です。

網膜の手前にピントが合い、近くしか見えないのが「近視」です。

網膜の奥にピントが合って、近くも遠くも見えないのが「遠視」です。近視と遠視の原因の多くは眼球の大きさが関係しています。

角膜や水晶体のゆがみによって、焦点が合わずにぶれて見えるのが乱視です。近視と乱視、あるいは遠視と乱視の両方があることも多いです。

近くしか見えないタイプ（近視）

近視は、眼球が引き伸ばされてなる「軸性近視」と、角膜や水晶体の屈折力が強す

目のタイプを知る

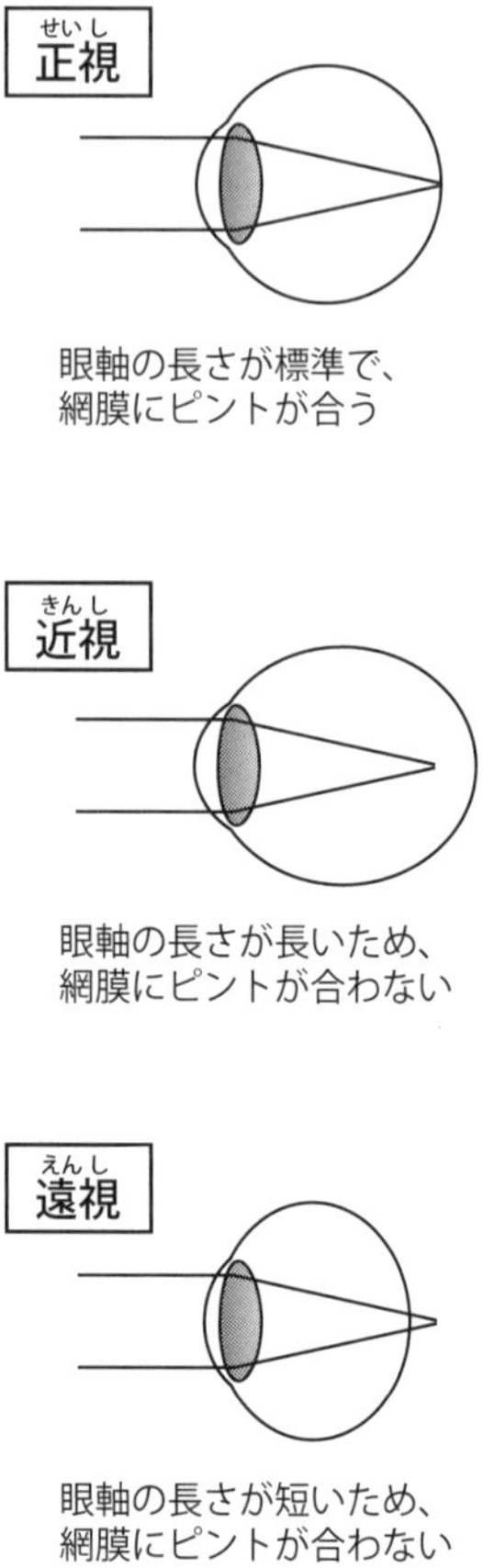
正視《せいし》
眼軸の長さが標準で、
網膜にピントが合う
近視《きんし》
眼軸の長さが長いため、
網膜にピントが合わない
遠視《えんし》
眼軸の長さが短いため、
網膜にピントが合わない

ぎる「屈折性近視」に分かれます。

水晶体のピント調節が一時的に異常な状態になっている屈折性近視の状態であれば、点眼や目を休めることで治療できます。しかし、眼球が伸びて大きくなってしまった軸性近視は、残念ながら点眼や訓練では治せません。日本人の近視の方の大半は、この軸性近視です。


日本人の近視の割合は半数以上で、この30年間で裸眼視力が0・3未満の小学生は約3倍に増加しています。日本人は近視が多い民族で、昔から外国の映画で登場する日本人は、よくレンズの厚い眼鏡を掛けていますね。近視が強いと、眼鏡の厚みが増すのです。

現在、世界でも近視が増加していて問題視されています。50年後には、世界の人口の約半数が近視になる予測です。

近視は遺伝や環境が影響すると言われていますが、まだ謎が多く研究段階です。最近では、屋外で2時間以上遊ぶ子供は近視を抑制できたと報告され、太陽光に含まれるバイオレットライトが関係しているのではないかと注目されています。

また予防方法としては、低濃度アトロピン点眼液や特殊なコンタクトレンズを使用したオルソケラトロジーという方法が報告されています。日本では保険適応外ですが、当院でもこの二つの方法を採用しています。近視の予防は、将来の目の病気の予防にもなるからです。

近視は20代ぐらいまで進行することが多く、眼球が伸びて大きくなり、どんどん遠くが見えなくなっていきます。風船を膨らませるとゴムが薄くなっていくのと同じで、眼球が大きくなると網膜や黄斑、視神経などが引き伸ばされ、網膜剥離、緑内障などの目の病気を発症する可能性が高まります。特に、異常に眼球の後方が引き伸ばされ変形する病的近視は、日本人の失明原因の上位です。

ですから、近視を進行させないことは目の病気の予防になるのです。しかし残念ながら、近視の度数が固定してしまった大人の場合には、これらの方法は効果がありません。

近視の度数を表すジオプトリーの値は、レフラクト・ケラト・トノメーターで瞬時に計測しています。そして、視力検査時の眼鏡枠にカチャカチャと入れているレンズは、この数値を参考にしています。

また、このジオプトリーの数値により、裸眼でどこに焦点が合うかがわかります。100センチをジオプトリー（D）で割ると、裸眼でどこに焦点が合っているのかがわかるのです。例えば、両目がマイナス2ジオプトリーであれば、50センチより手前は裸眼で見えます。裸眼でパソコンや近くの作業ができるので、長時間の近距離での作業では眼鏡やコンタクトレンズを使用しないことをお勧めします。

マイナス10ジオプトリーであれば強度近視で、裸眼視力が10センチより手前しか見えません。その場合は裸眼での生活は困難と判断し、生活に即した眼鏡やコンタクトレンズが必要となります。

このように、人によって度数は大きく異なりますので、目へのアドバイスも違ってくるのです。大人になってから近視の度数が変化している場合は、白内障の進行が考えられますので、眼科で検査を受けましょう。

「遠くが見える目」ではない（遠視）

遠視は、遠くまでよく見える目だと思っている方もいるのですが、そうではありません。近くも遠くもピントが合わない目なのです。眼球が小さいために、見たい映像が眼球の奥にきてしまう軸性遠視の方が多いです。

近視と違って、軽度の遠視では水晶体の厚さを変えてピントを合わせることが可能です。そうすると、裸眼視力が良い場合があります。しかし、遠くを見る時も近くを見る時も、常に毛様体筋が働いて水晶体の厚さを変えてピントを合わせるので、とても目が疲れます。

ですから、遠視があると読書や勉強で目が疲れて集中力が続かず、普段から落ち着きがないと誤解される場合があります。お子さんが学校での視力検査で異常がなかったとしても、このような特徴が気になったら眼科で検査を受けましょう。視力検査は視力しか測定ができないため、近視、遠視、乱視があるかどうかはわからないからです。もちろん大人も同様です。

また赤ちゃんの目は遠視であることが多く、通常は成長とともに遠視が弱くなっていきます。しかし、遠視の度数が強すぎる場合は、裸眼ではいつもぼやけた像しか見えていないため、視力の発達が悪くなります。そして、眼鏡などでの矯正視力（1・0）が出ない弱視の原因になります。

視力の発達は6〜8才までで終わりますので、3歳を過ぎたら眼科で視力検査をさせましょう。眼鏡での視力訓練によって、まだ視力の発達に間に合う年齢だからです。治療が必要だと眼科医が判断したら、必ずその時から眼鏡を使用してください。まだ小さいのに眼鏡はかわいそうと思って掛けさせないと、矯正視力が一生悪いままになってしまいます。眼鏡を掛けていることがかわいそうなのではなく、眼鏡での矯正視力（1・0）が出ないことがかわいそうなのです。

遠視の方の裸眼視力は調節力が働いて見えていることが多いため、40歳以上になって調節力が衰え始めると、裸眼視力がどんどん低下します。近くの視力も衰えて、老眼を自覚します。

「若い時はよく見えていたのに、近頃は遠くも近くも見えにくい」という方は、遠視の可能性があります。最近裸眼の見え方が変わったと感じている方は、眼科で病気の有無や眼鏡が必要かどうかを診てもらいましょう。

遠視の方は、目を開けている間は常に毛様体筋がピントを合わせるために頑張っています。眼精疲労や老眼を感じたら、早めに眼鏡を使用しましょう。

映像がブレブレになる（乱視）

乱視は、角膜や水晶体のゆがみが原因です。いろいろな方向から映像が入ってしまい、縦や横にぶれて見えます。

乱視があると言われて気にされる方が多いのですが、乱視は目の形の影響でほとんどの方にありますから、気にする必要はありません。眼球が小さくて遠視があり、角膜や水晶体のゆがみで乱視もある遠視性乱視や、眼球が大きくて近視があり、角膜や水晶体のゆがみで乱視もある近視性乱視の方が多く、乱視だけの方は少数です。

乱視の程度は様々ですが、映像がぶれて見えることで裸眼視力に影響し、文字の読み間違いの原因になります。例えば3と8を読み間違えたり、漢字を読み間違えたりします。

乱視が日常生活や仕事に影響する場合は、眼鏡などでの矯正をお勧めします。

第4章

目に負荷をかけない

眼鏡やコンタクトレンズを見直そう

ではここから、自律神経を整えるための適切なもの、時間、環境を見直していきましょう。目に負荷をかけないための第一歩は、自分の眼鏡やコンタクトレンズの度数が目に適しているかを見直すことです。

度数が強すぎる眼鏡やコンタクトレンズは、水晶体の厚さを変える役割である毛様体筋がピントを合わせようと働き、目に余分な負荷がかかります。毛様体筋は副交感神経が関係しているため、緊張が続きすぎると自律神経が乱れます。

毛様体筋の働きが悪くなるとピントが合わなくなり、眼精疲労の原因になります。いくら目を休めても、度数が適切でなければ、目を開けた途端に毛様体筋が働きすぎて自律神経を乱してしまうのです。

これでは、意識して目を休ませる効果が台無しです。ですから、まずは眼鏡やコンタクトレンズの度数チェックが大切なのです。

老眼、最初はショック？

近くにピントを合わせる調節力は、年齢と共に衰えます。45歳以上の方は調節力が衰えて、近くにピントが合わなくなり老眼（老視）を自覚します。毛様体筋も加齢で頑張れなくなるのです。さらに水晶体も弾力がなくなり、厚さを変えにくくなります。

見たい距離が近ければ近いほど、ピントを合わせるための調節力が必要になります。45才以上になると、30センチより遠くにしかピントが合わなくなるため、近くを見る時には老眼鏡が必要になります。これは誰にでも起こる生理的な現象であり、60才頃まで進行します。

そして自律神経も加齢と共に働きが衰えます。副交感神経の働きが顕著に衰えるのは、女性は40歳から、男性は30歳からです。副交感神経は毛様体筋や涙の分泌に影響しますので、年齢を重ねる毎に自律神経を整える習慣が必要になっていくのです。

最近は「スマホ老眼」という言葉を耳にします。若くてもスマホなどの使いすぎで毛様体筋の働きが一時的に悪くなり、近くが見えにくくなるのです。若い方であれば、調節力の一時的な衰えなので目を休ませて点眼治療で元に戻ります。しかし、40代以降の老眼は元に戻せませんので、眼鏡で補う必要があります。

しかし、無理して老眼鏡を掛けない方がおられます。「老眼」というマイナスイメージの事実を受け入れられない気持ちは、よくわかります。私も初めて老眼を感じた時は、衰えを突きつけられた気がしてショックでした。

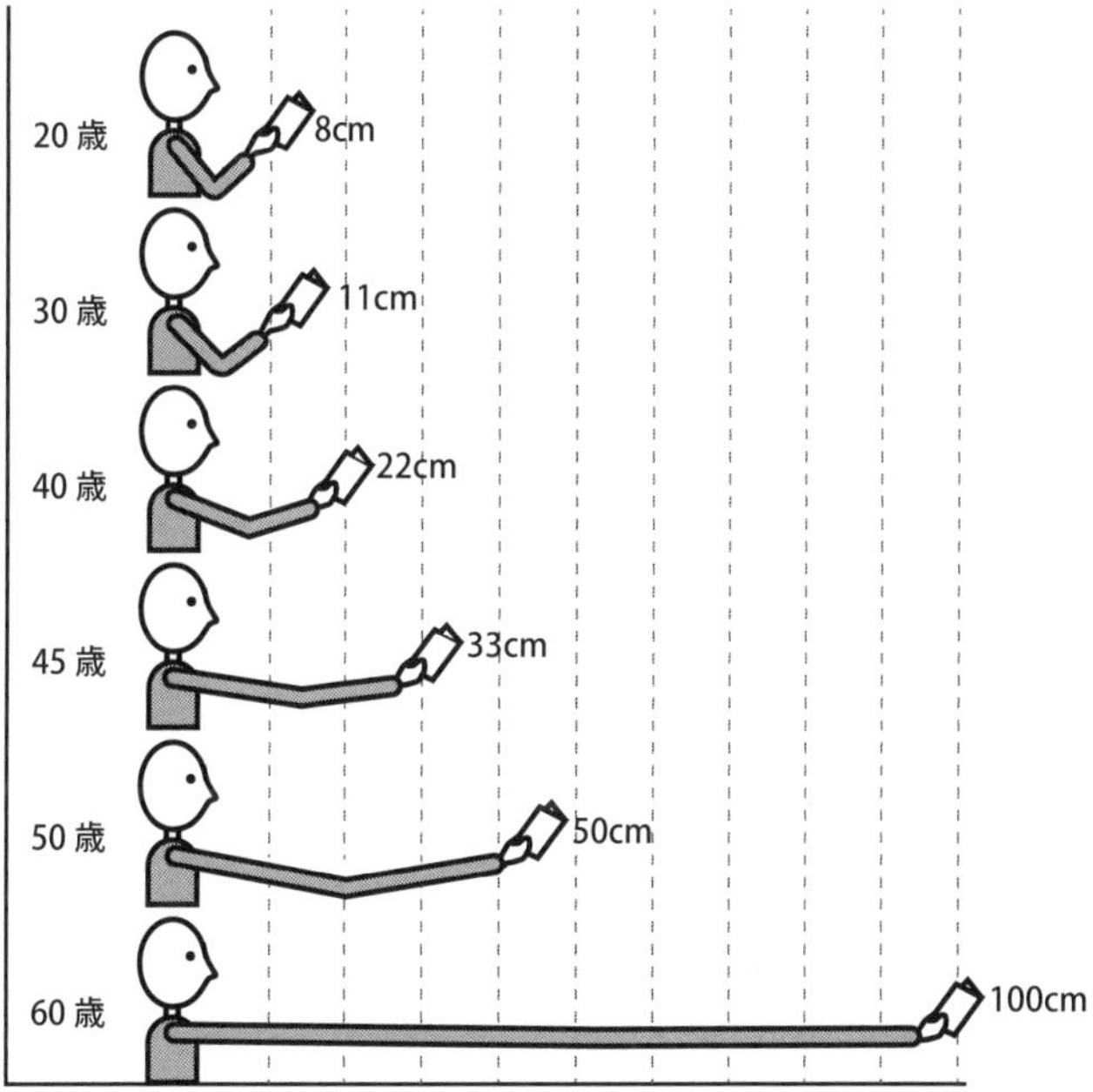

ピントの合う最も近い距離は、年齢とともに遠くなる。

老眼の「老」という言葉の響きがすごく嫌ですよね。何か他に素敵な言葉はないものかと思ってしまいます。ですから、私は老眼鏡とは言わず「近くを見るための眼鏡」と言っています。

しかし、この事実をずっと受け止めずにいては何も良いことがありません。老眼が眼精疲労や肩こり、頭痛の原因になり自律神経を乱します。集中力も低下します。ですから、我慢せずに眼鏡を使って快適な目の環境を作ることが大切です。眼鏡で「老眼が進行する」「目が悪くなる」という噂は間違いです。眼鏡を掛けなくても、老眼は老化現象ですので進行します。

また、見えにくいのは老眼だからと、自己判断してもいけません。40才以上は目の病気になる確率も高くなるため、眼科で診てもらうことをお勧めします。

度数は見たい距離に合わせる

一番目に良い眼鏡やコンタクトレンズは、見たい距離で目がリラックスして見える眼鏡です。必ずしも、遠くが見える眼鏡ではありません。遠くが見える度数にしていると、近くを見る時に目がとても疲れます。普段の生活では、近くを見ることも多いですよね。

ですから、普段の生活でどれぐらいの距離でものを見ることが多いのかを考えて、その距離に度数を合わせるのが重要です。それが、毛様体筋に負担をかけないことになります。

したがって、年齢や職業やライフスタイルによって最適な眼鏡が違ってきます。洋服をシチュエーションに合わせて替えるように、眼鏡も替えるべきなのです。

例えば、車の運転や外出用に遠くに合わせた眼鏡と、パソコンを使用する時のために近くを重視した眼鏡を用意して、掛け替えることをお勧めします。遠くも近くもあまり見ない方なら1種類で良い場合もありますし、遠近両用レンズのほうがライフスタイルに合っている方もいらっしゃいます。どのタイプが良いかを、眼科で相談しながら見極めましょう。

コンタクトレンズの場合は、1日の中で付け替えるのは現実的ではありません。そこで近視の方の場合は、遠くの見え方を弱めにすることをお勧めします。度数を弱く

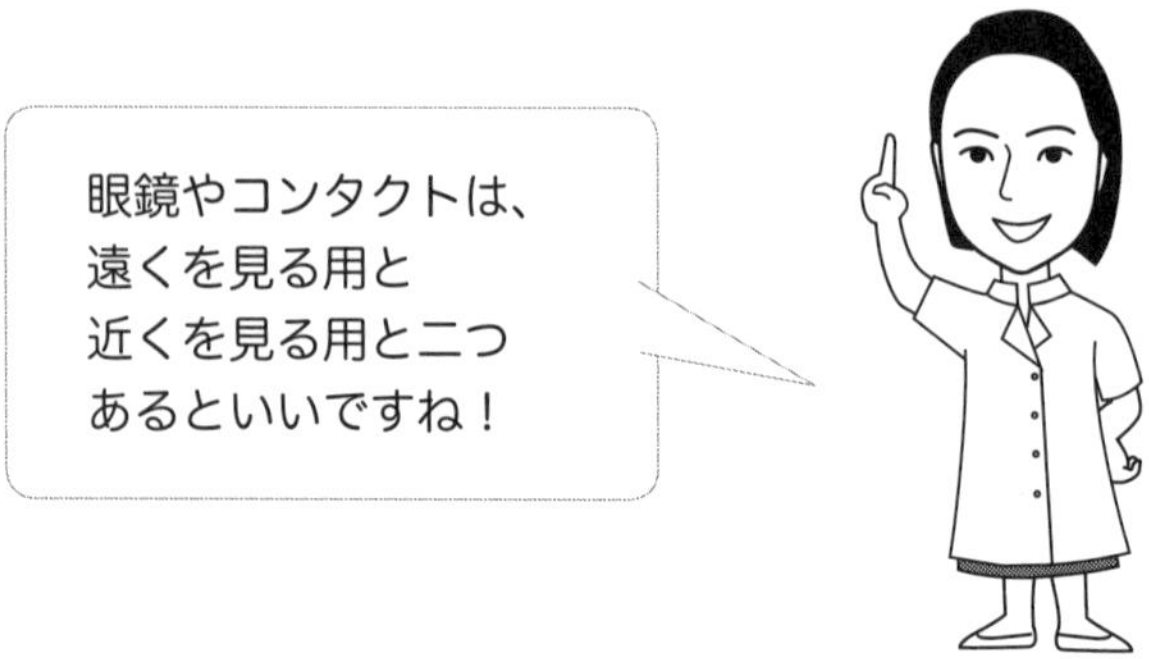
眼鏡やコンタクトは、
遠くを見る用と
近くを見る用と二つ
あるといいですね！

すれば、近くを見る時の毛様体筋の負担を減らせて、目が疲れにくくなります。

週末に車を運転したり映画を見る場合は、平日の仕事用と週末用とでコンタクトレンズの度数を使い分けるのもいいですね。もし、仕事でパソコン作業が多くて運転も毎日するという方は、近くに合わせた度数にしておき、運転の時だけコンタクトレンズをしている目に眼鏡を掛けて遠くが見えるようにするといいでしょう。

45才以上の方は、コンタクトレンズの度数を弱めても、加齢と共にさらに近くが見えなくなります。その場合、遠近両用のコンタクトレンズに変更する方法や、遠くに視力を合わせたコンタクトレンズの上から老眼鏡を掛ける方法など、個人に合わせた処方が必要です。

コンタクトレンズの装用時間は、目への負担を考えると、最低限で装用するのが基本です。結膜炎や目に痛みがある場合などは装用できないので、必ず眼鏡を持っていてください。レンズの長時間装用や、目の調子が悪いのに無理して使用すると、重篤な病気につながり、失明の危険もあります。自分の目を守るために眼鏡の準備は大切です。

また、遠視や老眼の場合は、度数を弱くするとかえって毛様体筋に負担がかかり逆効果となります。

眼鏡やコンタクトレンズは医療機器ですから、眼科で処方箋を書いてもらいましょう。若い方でも見え方は変化しますので、コンタクトレンズ装用の方は3か月毎、眼鏡の方は1年毎の眼科検診をお勧めします。

眼鏡のフレームは専門家に相談しよう

眼鏡のフレームやレンズの選び方にも注意しましょう。眼鏡が重く、耳や鼻パッドが触れるところが痛いと、頭痛の原因にもなります。眼鏡を長時間掛けていて不具合を感じたら、フレームを見直して、眼鏡店で調整してもらいましょう。

遠近両用や中近両用の眼鏡は、複数の度数が一つのレンズに組み込まれています。ですから、レンズの幅が合わないと、見え方のゆがみや疲れの原因になります。自分が気に入った眼鏡のフレームが大丈夫な幅かどうか、眼鏡店で相談して選びましょう。

そして、それらの眼鏡の使用には慣れが必要です。遠くを見る時は正面を見て、近くを見る時は目を下方に動かさなくてはいけません。ですから、階段を降りる時に目線だけを下に向けると距離感が合わず、怖い思いをします。顔全体を下げた真っ直ぐな視線によって、遠方の度数で足もとの階段を見てください。

　また、眼鏡の付け外しは両手で丁寧に行いましょう。片手で行うと、フレームのゆがみの原因になります。眼鏡を開いた状態で机の上に置くと、フレームが斜めになっているかどうかがすぐにわかります。もしゆがんでいたら、眼鏡店で直してもらいましょう。

　レンズのコーティングが剥げて曇っている場合は、レンズを買い替えましょう。

コンタクト選びのポイント

　コンタクトレンズの原理は、約５００年前にレオナルド・ダ・ヴィンチが発見したとされています。

　コンタクトレンズはソフトコンタクトレンズ（ＳＣＬ）とハードコンタクトレン

ズ（ＨＣＬ）に分かれます。日本では１９５０年代からＨＣＬが普及、ＳＣＬは１９７０年代から普及してきました。

レンズの素材は年々改良されていますが、どちらのレンズでも大切なのは目への負担が少ない素材を選ぶことです。角膜の内皮細胞へのダメージを少なくするために、たくさんの酸素を供給できるレンズを選びましょう。商品によって酸素透過率（Dk/L値）が異なりますので、高い数値のレンズを選んでください。

ハードコンタクトレンズ（ＨＣＬ）は、ほとんど水分を含まない硬いレンズで、角膜よりも小さなサイズです。ＨＣＬには、次のようなメリットがあります。

- **乱視の矯正に優れている**
- **安価である**
- **角膜の傷や異物が入ると痛くなるので、異常に気づきやすい**

●**レンズが汚染しにくい**

同時に、次のようなデメリットもあります。

●**レンズが硬く瞬きの度に動くので、装用感が悪い**
●**ずれやすい**
●**長期で使用すると、眼瞼下垂の原因になる**
●**充血しやすくなる**
●**使い捨てではないため、耐久性を無視して使用しやすい**

本来、ＨＣＬは約2年で交換が必要ですが、それ以上の期間でも使用している方が多く危険です。10年以上使用している方がおられた時は、かなり驚きました。

長期使用でレンズの劣化や変形が起こり、度数も変化しますので、必ず眼科で定期検査を受けてＨＣＬの汚れや傷も見てもらいましょう。

レンズケースも、３か月毎の交換をお勧めします。いくらレンズをきれいに洗浄しても、ケースに汚れが付着していれば感染症の原因になります。ＨＣＬでもＳＣＬでも、ケア用品としては洗浄力に優れたポビドンヨードを使用した洗浄液がお勧めです。

ソフトコンタクトレンズ（ＳＣＬ）は、水分を多く含んでいて柔らかいのが特徴です。交換のサイクルで分けると、使い捨てタイプと長期装用タイプがあります。色で分けると、透明タイプとカラータイプがあります。

長期装用のＳＣＬは、安価であることしかメリットはありません。感染症やアレルギー予防のためには、使い捨てのＳＣＬをお勧めします。

使い捨てＳＣＬは、1日、あるいは2週間、あるいは1か月で使い捨てるタイプがあります。レンズの素材は「シリコーンハイドロゲル素材」を選ぶようにしましょう。この素材は乾きにくく、角膜への酸素の供給がとても良いので、角膜内皮細胞を守れ

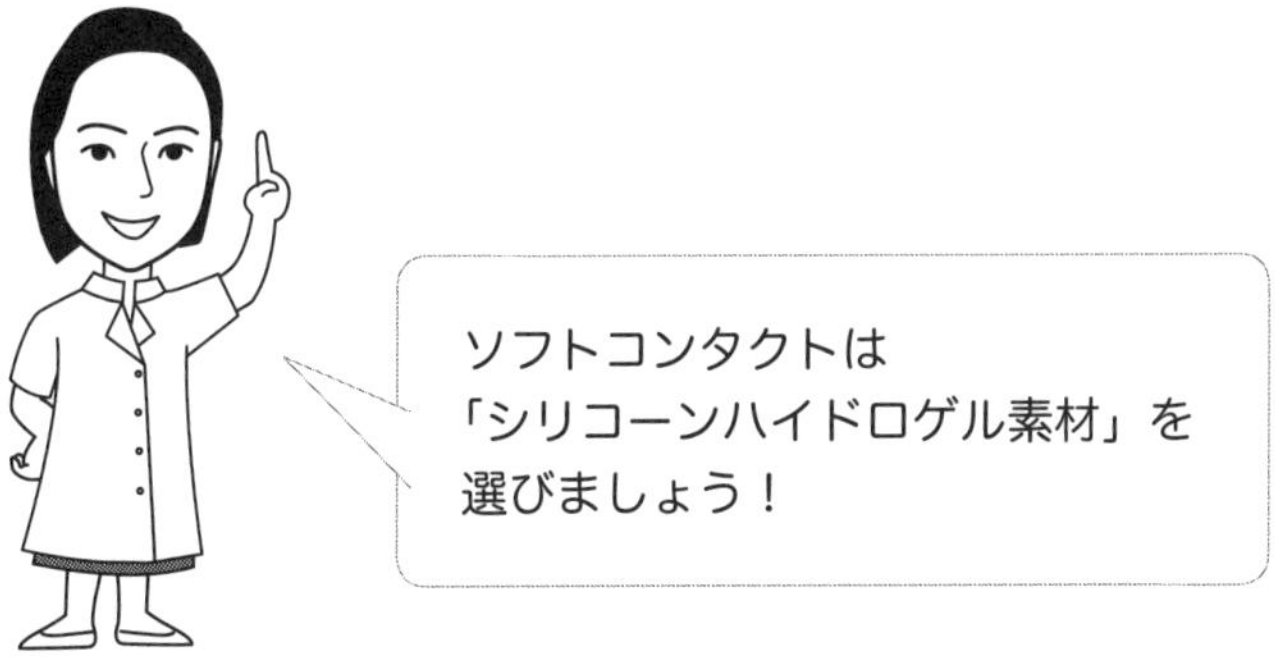
ソフトコンタクトは
「シリコーンハイドロゲル素材」を
選びましょう！

ます。

もし、素材がＨＥＭＡ（ヒドロキシエチルメタクリレート）であれば、乾きやすく酸素が角膜に届かないため、目へのダメージが大きくなります。サークルレンズと呼ばれる目の淵を大きくするタイプを含めたカラーコンタクトレンズは、ほとんどこの素材でできています。これらがファッションとして流行っていますが、内皮細胞のダメージについて知らない方が多く、とても心配です。一度失った内皮細胞は再生しません。

また、レンズの動きも快適な装用のためには重要です。角膜の上に乗っているレンズが密着したり、緩すぎて動きすぎると、充血や異物感の原因になります。

ですから、眼科でレンズの動きを確認してもらい、適切なレンズを処方してもらいましょう。

使い捨てレンズと正しい洗浄方法

使い捨てのソフトコンタクトレンズの場合、安全性を考えると1日タイプがお勧めです。しかし、高価なので他のタイプのレンズの約2倍のコストがかかります。ですから、2週間や1か月交換のタイプを選択する方が多いのですが、ケアを怠るとレンズが汚れ、アレルギーや感染症の原因になります。きちんとしたケアが大切です。

レンズの洗浄液はいろいろな種類が売られています。ソフトレンズの場合は、1本で洗浄、すすぎ、消毒、保存ができるMPS（マルチパーパスソリューション）という消毒液を使用している方が多いのですが、ほとんどの方はうまく洗浄できていません。なぜなら、レンズの片面を30回ほど指先でこすらないと汚れが落ちないのですが、きちんと回数を守れていないからです。

先ほどお勧めしたポビドンヨードは、洗浄力が強く安全面に優れ、浸け置きタイプのため簡単です。ＨＣＬとＳＣＬそれぞれに対応した洗浄液が商品化されています。ただし、ヨードアレルギーがある方は使用できませんので、ご注意ください。

装用ルールですが、1日タイプのＳＣＬは目から一度でも外したら同じレンズを付けないことです。洗浄すると変形する可能性もあるため、繰り返しの使用は避けてください。

また、2週間や1か月タイプのＳＣＬは、目に装着した日数でなく、開封してから2週間や1か月で交換してください。

一人一人の目の度数や大きさは違いますので、レンズの貸し借りも絶対にやめましょう。

レンズを手で取り扱う時は、感染や汚れ予防のため必ず手を石鹸で洗い、清潔なタオルやペーパータオルで指を拭いてください。お化粧をする場合は先にレンズを付け、落とす時は先にレンズを外しましょう。

ＨＣＬは水道水で洗浄できますが、ＳＣＬは水道水ですすげません。レンズの変形や水道水からの感染の危険性があるからです。ＨＣＬを舌でなめるのも、感染の危険がありますので避けてください。

目の休憩は、脳と自律神経の休憩

厚生労働省のガイドラインでは、パソコンなどの画面を見つめる作業を行った際の目の休憩時間は、1時間毎に15分です。集中力が続くのもそのぐらいの時間ですし、脳の休憩という面でも大切です。

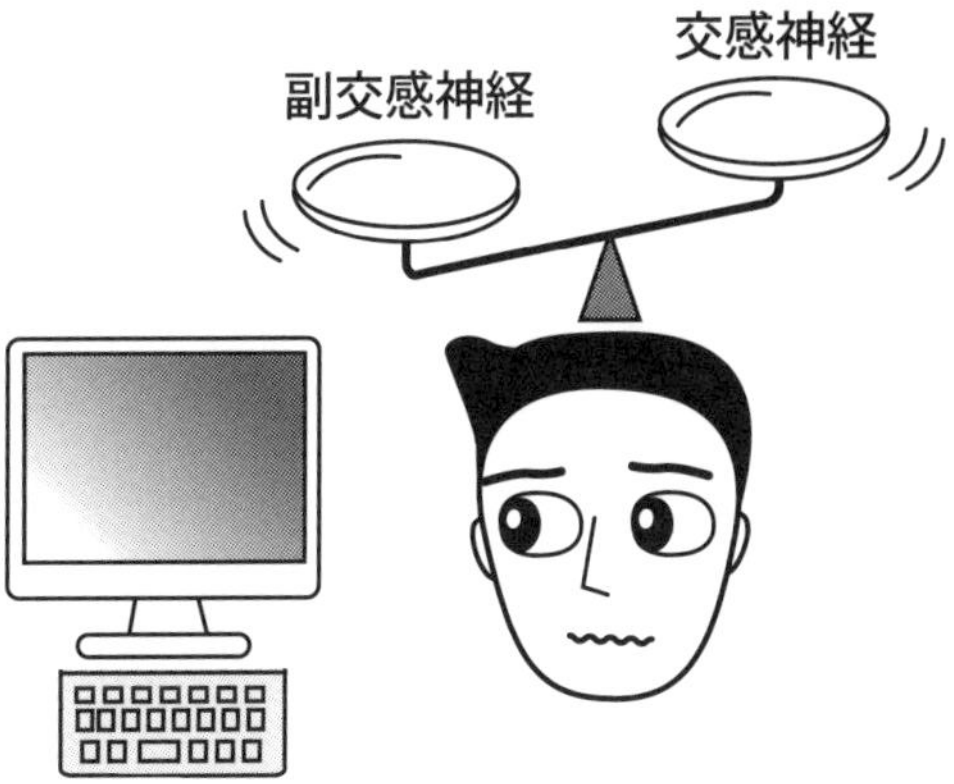

仕事では交感神経が活発化するのに、近くを見る状態は副交感神経が活発化して、せめぎあう…。

大量の情報が目から脳に届くと、情報の整理に時間が必要となります。これを「デフォルト・モード・ネットワーク」といい、ぼんやりしている時に脳で行われているのです。

休憩が取れないまま次々と情報が送り込まれると、脳がうまく働かなくなり、記憶力や意欲が低下する「脳疲労」になります。このような現象はスマホの普及により世界的に増えており、「デジタル認知障害」とも呼ばれて問題になっています。

また自律神経を整える面でも目の休憩は大切です。仕事をしている時は交感神経が活発になって、緊張し興奮している状態です。しかし、デスクワークなどで近くをずっと見る状態は、副交感神経が活発化します。

交感神経が活発になると目を見開き、涙が減り、瞳孔は開こうとしますが、副交感神経が働くと逆に目を閉じよう、涙を出そう、瞳孔を小さくさせようとします。そして、それぞれの働きがお互いにせめぎあって自律神経を乱すのです。

目を動かす筋肉とは？

目をいろいろな方向にグルグルと動かせるのは、目の外側にある筋肉（外眼筋）の役割です。外眼筋は一つの目に六つの筋肉（外直筋、内直筋、上直筋、下直筋、下斜筋、上斜筋）があり、それらが連動して滑らかに目を動かし、見たいものを追いかけています。

外眼筋

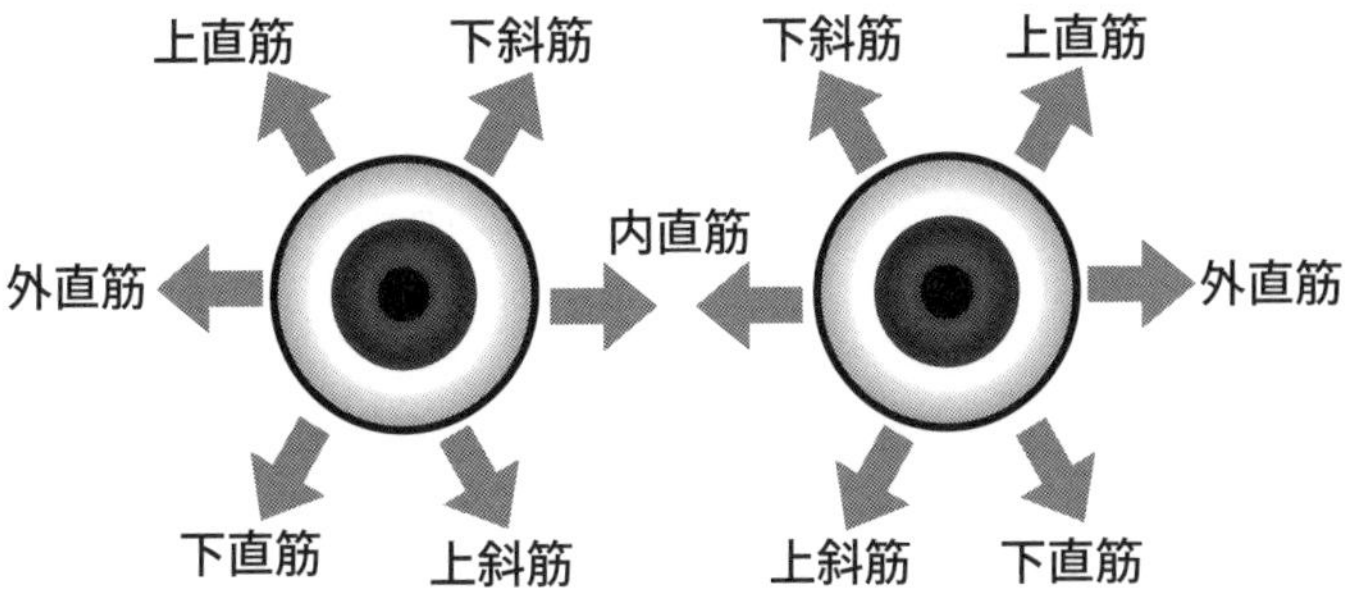
上直筋
下斜筋
下斜筋
上直筋
外直筋
内直筋
外直筋
下直筋
上斜筋
上斜筋
下直筋

近くを見る時は、眼球を内側に寄せているのをご存知でしょうか？　そして瞳孔が小さくなる輻輳《ふくそう》反射《はんしゃ》が起こります。瞳孔を小さくさせるのは瞳の周りにある瞳孔括約筋《どうこうかつやくきん》で、副交感神経が働きます。

1日の中で、交感神経と副交感神経が活発になる時間帯は違います。午前中は交感神経、午後になると副交感神経が高まります。本来、近くを見る行為は副交感神経が優位になる夕方から夜が適しているのに、スマホやパソコンの普及で1日中近くを見なければならず、自律神経を乱しやすくなっているのです。

内眼筋

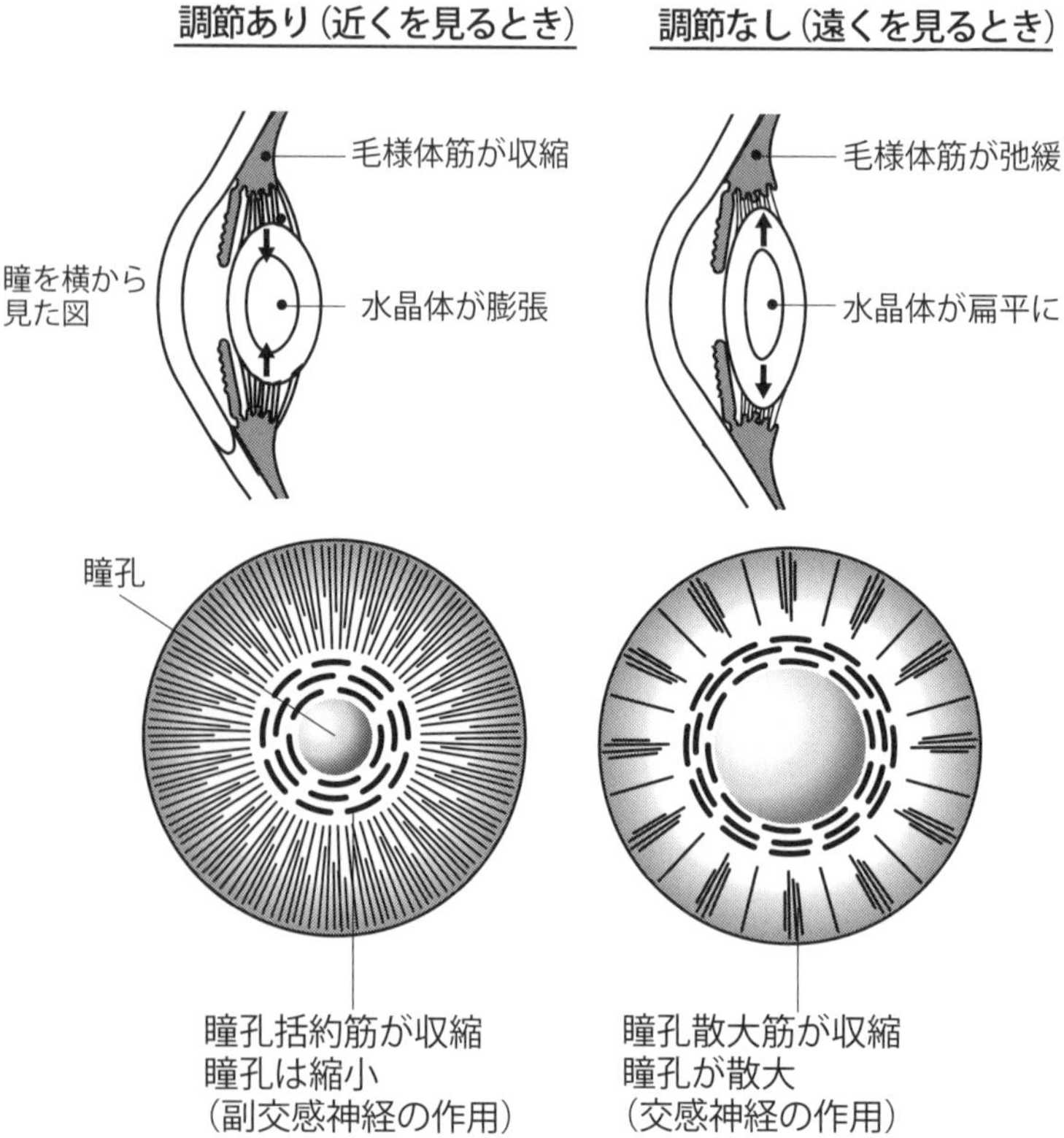
調節あり（近くを見るとき）
調節なし（遠くを見るとき）
毛様体筋が収縮
瞳を横から
見た図
水晶体が膨張
毛様体筋が弛緩
水晶体が扁平に
瞳孔
瞳孔括約筋が収縮
瞳孔は縮小
（副交感神経の作用）
瞳孔散大筋が収縮
瞳孔が散大
（交感神経の作用）

また近くを見る時は、外眼筋と、内眼筋である毛様体筋や瞳孔括約筋をずっと緊張させることになり、目への負担が大きいのです。ですから適度な休憩をとることが大切になります。

目のトレーニングはしない！

しかし実際は、仕事の合間で1時間毎に15分の休憩をとることは難しいかもしれません。その場合は2～3分でも良いので、こまめに目を休ませてください。

もちろん、その間にスマホを見ては目の休憩になりません。まずは近くを見ることをやめて、遠くをぼんやりと眺めましょう。遠くを見ることで、目の筋肉が緊張から解けてリラックスします。

もしくはトイレに行く、立って背伸びをする、飲みものを取りに行くなど、画面から目線を外す行為をしても良いでしょう。

また、隙間時間があるとついつい携帯電話を見ることも止めましょう。近い距離で小さな画面の明るい光や色を見ることは、目にどれだけ負担をかけているか、自律神経を乱しているかは、もうおわかりですね。

これからはもう実行あるのみです。まずは、緊急時でもないのにスマホを見たいと思ったら、後で見ればいいと思ってください。そのような癖をつけ、少しずつ習慣を変えていきましょう。

もしも2~3分の目の休憩もとれない場合は、「5秒目を閉じる」ようにしましょう。目を開けている時は、上の瞼を引き上げるミュラー筋を使っています。そのミュラー筋は交感神経が働いています。ですから、瞼を閉じるとミュラー筋を休ませて自律神経を整えることにもなります。

電車の中でもトイレ中でもいつでもできますので、日頃からやってみてください。スマホを見た後も、5秒目を閉じましょう。その間は、あえて目はグルグルと動かさずにじっとしていましょう。普段目を開けている時にかなり外眼筋を動かしていますので、目の動きは休めることを優先してください。

目が快適な環境を作る

目を疲れさせないためには環境も大切です。パソコンやスマホの画面の大きさや文字は、できるだけ大きくしましょう。また、目線をやや下にできる位置に画面があると、目を大きく開けなくて済むので目が乾きにくくなります。

画面が明るすぎると瞳孔がより小さくなってしまうので、副交感神経が高まります。快適な画面の明るさに調整しましょう。窓からの直射日光も画面が見にくい原因になりますので、カーテンなどで調整してください。

次に、ドライアイ対策としてエアコンや扇風機の風が直接目に当たらないようにしましょう。可能なら、デスクの位置を移動してください。移動できない時はエアコンに風よけカバーを取り付けるといいですね。

眼鏡も風よけになりますので、老眼鏡やブルーライトカットの眼鏡をかけて対策をしましょう。

また、目を使っている時は瞬きが減少しますので、目の乾燥を防ぐために、意識して瞬きをしてください。

部屋の湿度が低くても目が乾きやすいです。逆に湿気が高すぎると、カビやダニによるアレルギー性結膜炎の原因になります。加湿器や除湿器で湿度を約50％に保ちましょう。部屋の湿度の調整は、肌や髪の保湿や花粉症やカビ・ダニ対策、冬の風邪予防にもなります。

復習…「目を休める」方法

- 眼鏡やコンタクトレンズが適切かどうか確認する
- 近くを見る時間を減らす
- 1時間ごとに15分の休憩を心掛ける
- 目を5秒閉じる
- 目のトレーニングはしない
- 目に良い環境を整える

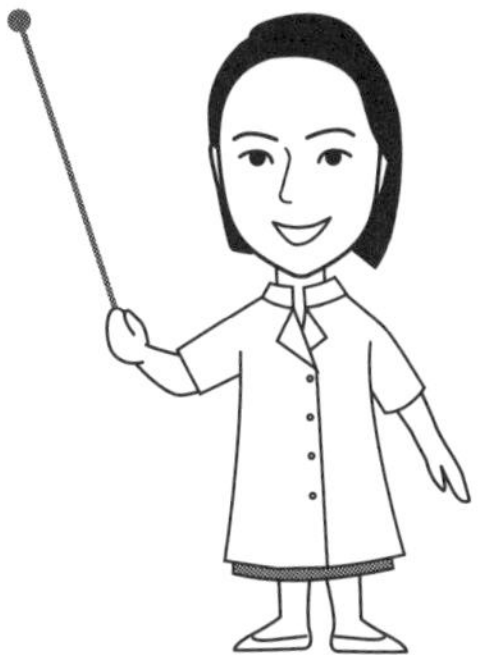

第5章

これで自律神経は整う

血流を良くしよう

現代社会は、様々なストレスの影響で常に交感神経が高まりやすいといえます。人間関係や満員電車、仕事などのストレスによって交感神経が高まると、血管が収縮して血流が悪くなります。血の巡りが悪いと、熱や栄養、酸素が全身へ十分に運ばれません。すると、老廃物や二酸化炭素が溜まり、体の不調が出てきます。不調とは、冷え性や肩こり、むくみや内臓の機能低下などです。

血流を良くすることで交感神経の働きを抑え、自律神経を整えられます。ただし、冷え性などの原因が貧血や甲状腺機能異常などの場合もありますので、内科で調べてもらうことも大切です。

お風呂で血流を良くする

自律神経を整えると同時に体を温める簡単な方法は、お風呂でお湯に浸かることです。ただし、浴室と脱衣所の温度差がありすぎると、自律神経を乱してしまいます。特に高齢者の方は、急激な温度差で血圧が急変動して心筋梗塞や脳梗塞で倒れてしまう「ヒートショック」を起こすこともあります。寒い時期は、浴室と脱衣所は前もって暖めておきましょう。

そして、入浴時には約40度のお湯に浸かってください。熱すぎると、心拍数の上昇、肌の乾燥など体への負担になります。

お湯に浸かると全身が温まり、水圧や浮力の影響もあり血流が良くなり、副交感神経が高まります。副交感神経のリラックス効果で睡眠や肌の質も良くなります。首、手首、足首のすべてが浸かるようにするとより効果的です。

夏は、シャワーだけになりがちですが、冷房で体が冷えている場合もありますので、1年を通してお湯に浸かることをお勧めします。

長風呂は皮膚の乾燥の原因になるので、お湯に浸かる時間は10分程度にしてください。また、お湯に浸かった後に、体を洗うほうが肌の乾燥予防になります。

全身にはたくさんのツボがあるため、たっぷりの泡を使って全身をやさしく手で洗うことで、ツボへのマッサージにもなり、自律神経も整います。

そして入浴中の「5秒目を閉じる」も習慣化しましょう。お湯に浸かっている時、体を洗っている時、顔を洗っている時、髪を洗っている時にできますね。

深い呼吸で血流を良くする

呼吸を深くすると副交感神経が高まります。血管が拡張されて血流が良くなり、心も落ち着きます。息を鼻からゆっくりと吸って、口からゆっくりと吐きましょう。吐く時間は吸う時間より長めになるのが理想です。普段から時々、深い息をする習慣をつけて、同時に「5秒目を閉じる」こともしてください。

深い呼吸は、「1、2」で吸って、ゆっくりと「3、4、5」で吐きます。吐くときは、ストレスになっている悪いことすべてを、自分の中から吐き出すイメージです。緊張している時やストレスを感じた時は、すぐに

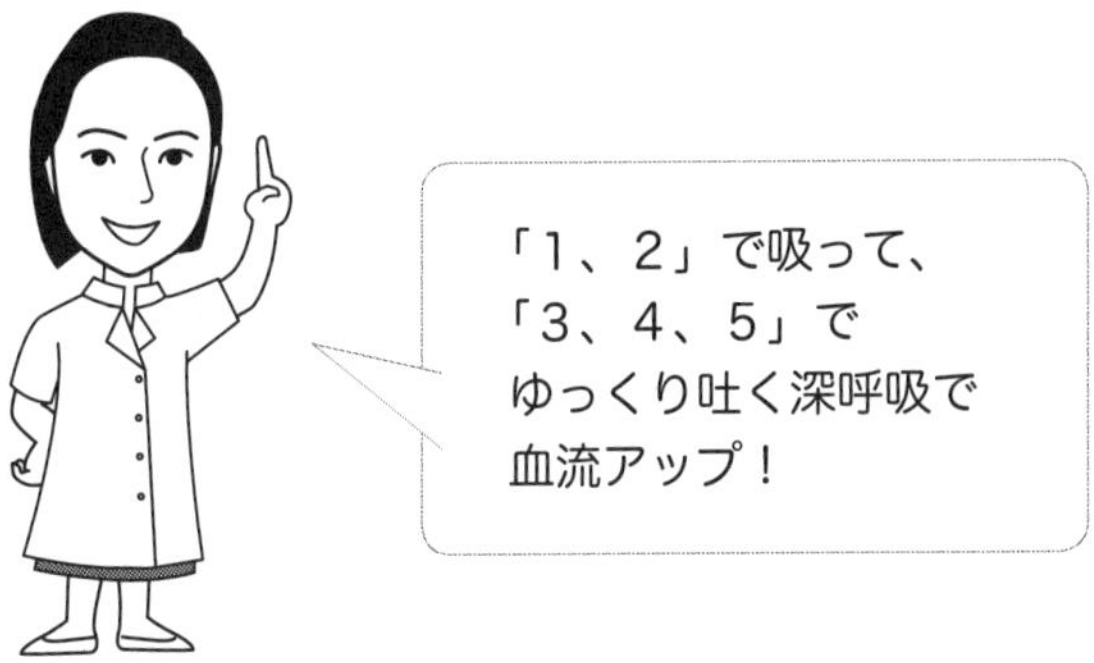
「1、2」で吸って、
「3、4、5」で
ゆっくり吐く深呼吸で
血流アップ！

実行してください。

また、就寝前に深呼吸をすると、リラックス効果で寝つきが良くなり、睡眠の質が良くなります。深呼吸の時に自分がリラックスできる香りを嗅ぐのも効果的です。副交感神経をより高められて、自律神経を整える効果があります。

体を冷やさない

自律神経は、血管の状態や汗の量をコントロールして、体温を37度に維持するように働いています。体温が35度以下になると免疫力が下がり、ウイルスやがん細胞が一番増殖します。また、内臓の働きも悪くなり、消化吸収力が落ちて、食欲低下や便秘、下痢の原因にもなります。

体温を上げる時には交感神経が高まります。ただでさえストレスなどで交感神経が高まっている状態に、さらに拍車がかかってしまいますので、まずは体を冷やさないことを意識しましょう。

体を冷やさない食事とは

仕事が終わったら、キンキンに冷えたビールを毎日飲んでいませんか？　飲みものには必ず氷を入れて飲んでいませんか？　その習慣は体を自ら冷やしています。できるだけ常温より冷たいものは飲んだり食べたりしないように意識しましょう。ダイレクトに内臓が冷えて体温が低下し、胃腸の負担にもなってしまいます。夏でも、夏バテ予防のためには、常温もしくは温かい飲みものを飲むことが大切です。

また、カフェインは交感神経を刺激しますので、カフェインが入った飲料を飲みたい場合は、午前中をお勧めします。コーヒーや緑茶は体を冷やし、紅茶、ジャスミン茶、プーアル茶、ほうじ茶は体を温めます。

アルコールも交感神経を刺激し、不眠の原因になりますので、寝る直前までの飲酒は控えましょう。もしアルコールを飲む場合は、短時間で大量に飲まないようにしてください。ゆっくり飲めば急性アルコール中毒も避けられますし、飲む総量を減らせます。さらに、胃腸への負担も減らせます。

厚生労働省は生活習慣病のリスクを高めるアルコール摂取量を、男性で1日あたり40グラム以上、女性で20グラム以上と定義しています。20グラムは、ビールであればロング缶1本、チューハイなら350ミリリットル缶1本、ワインならグラス2杯弱です。

これより多く飲むと生活習慣病のリスクを高めてしまいます。アルコールの影響は個人差もありますが、毎日の摂取量を少なくするに越したことはありません。

食事のメニューも、冷たいものばかりにならないように工夫しましょう。温かいスープやみそ汁をつける、メインをシチューや鍋料理にする、冷奴ではなく湯豆腐にする、などです。また、生姜、山椒、シナモンは体を温める作用があるため、調理にうまく取り入れましょう。

生野菜は体を冷やすので、できるだけ熱を通した野菜を食べるようにしてください。温かい野菜スープにすれば体も温まって良いですね。しかし調理が面倒で野菜をまったく食べないよりは、洗って切るだけのサラダを食べたほうが良いと思います。最近は農薬の影響が心配されますので、有機野菜がお勧めです。有機野菜に多く含まれる「サルベストロール」には抗がん作用があり、注目されています。

砂糖を使った甘いものや果物は体を冷やし、過剰な糖分は体の老化も早めます。また、糖分による血糖値の急上昇は、自律神経を乱します。特に、甘くて冷たいアイスクリームは、甘い、冷たいとダブルで体に悪影響になりますので、食べる量を徐々に減らしましょう。

体を冷やさない服装のコツ

外から体を温める簡単な方法は、服装に注意することです。体形に合わないきつい服や下着は、締め付けることで血流が悪くなり、血圧にも影響します。

七分袖などの腕の締め付けにも注意してください。ある日、私は体調がすぐれず、なぜだろうと思っていたら、白衣の下のブラウスの袖がまくり上がり、ずっと両腕を締め付けていたことが原因でした。

また、首を温めることも意識しましょう。首には太い血管や神経がたくさんあり、体温を守る重要な場所です。冷えると、肩こり、喉や鼻の不調、頭痛の原因になります。

夏でも冷房で体が冷えますので、羽織れるものや、首を温められるショールを持ち歩きましょう。冬はマフラーや帽子、手袋を使用してください。

足も温めることが大切です。夏は素足の方も多いですが、冷房で冷えますので、室内ではなるべく靴下を履いてください。足は心臓から一番遠いために元々血流が悪く、冷えやすいのです。さらに、冷たい空気は下方に溜まるので、冷えやすい環境に置かれます。

ミニスカートよりロングスカート、ズボンも長いほうがいいですね。パジャマも長袖長ズボンがお勧めです。腹巻やレギンスも良いでしょう。ぜひ、体を冷やさない、という目線で洋服を選んでください。

足が冷えている方にお勧めなのは、自宅でできる簡単な「ドライヤーお灸」です。足首（内くるぶしから指4本分上）には、冷えを改善する三陰交《さんいんこう》というツボがあります。そこにドライヤーの温風を火傷をしない距離で約1分、当てます。左右の足に行

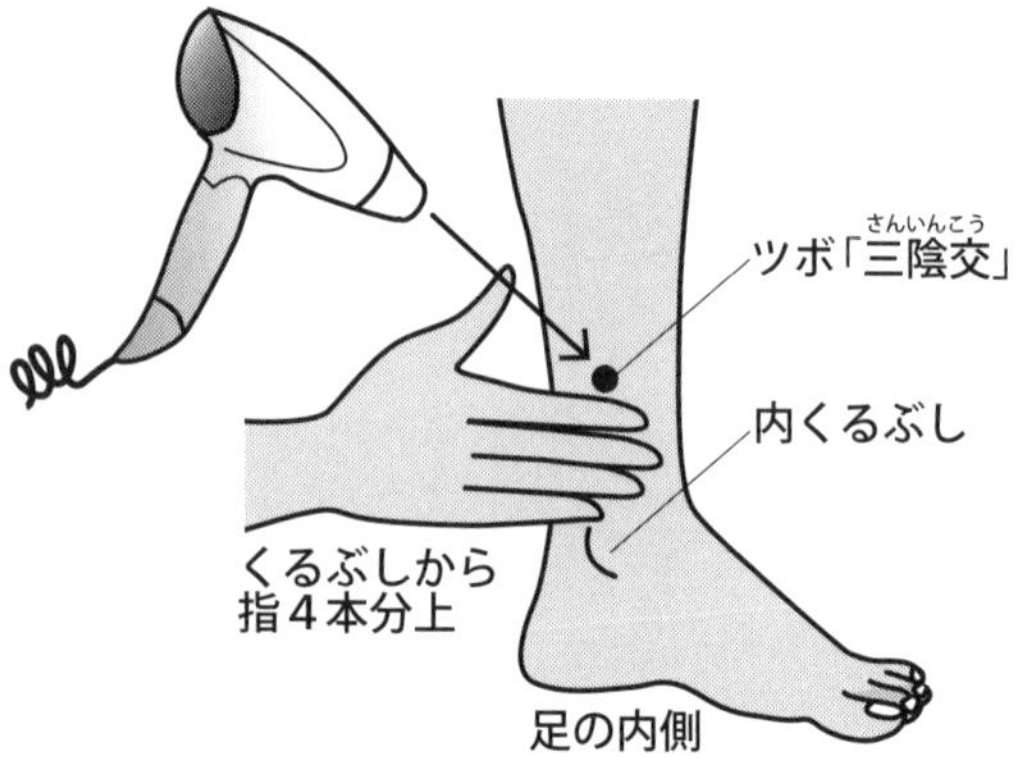

お風呂上がりの
「ドライヤーお灸」で、
冷えを改善する！

いましょう。これなら、髪を乾かすついでにできますね。

漢方で体を温める

冷えという概念は、西洋医学にはありません。冷えに対して処方できる薬がないのです。ただし、冷えの原因が甲状腺機能低下症や貧血であれば、それを治療すれば冷えの症状がなくなります。

東洋医学では、同じ冷えでも一人一人

の体の状態を総合的に考えて、たくさんの生薬の組み合わせからなる漢方薬を処方します。「冷えは万病の元」といいますが、漢方薬は冷えと同時に肩こりや頭痛、腹痛なども治療できる場合があります。西洋医学では頭痛に頭痛薬というように、一つの薬は一つの症状を治すために処方されますが、東洋医学では一つの薬が体全体を治していくという違いがあります。

日本では148種類もの漢方薬が、保険診療で認められています。種類によって違いますが、だいたい薬代は1袋30円前後です。日本では素晴らしいことに、西洋医学と東洋医学の両方の治療が保険診療で可能なのです。

しかし漢方薬も薬ですから、副作用に注意しなければいけません。漢方外来がある病院や、漢方を治療に取り入れている医師のもとで処方してもらいましょう。

漢方治療は日本では飛鳥時代から続いています。奥深い魅力的な治療で、体を整えるだけではなく、イライラや不安などの精神面も治療してくれます。それは、自律神経を整えることにもつながります。

目を温める

目を温めると、目にあるたくさんの筋肉がほぐれ、目の疲れを軽減させます。また、瞼の脇にあるマイボーム腺からの油の分泌も良くなり、ドライアイ対策になります。瞼を温めている間、目を閉じていることで、自律神経も休ませられます。

簡単で安価な方法は蒸しタオルを当てる方法ですが、今は目を温める商品がたくさんあり、使い捨てタイプでも約20分温められます。熱すぎたり、素材にかぶれないかを確認し、自分に合っている商品を見つけましょう。

「5秒目を閉じる」時にも、そっと両手の人差し指、中指、薬指の3本の指を目全体に当ててみましょう。指の温かさを感じてください。ただし、アレルギーで目や瞼がかゆい場合は、温めるとよけいにかゆみが強くなりますので控えてください。目のかゆみを抑えるには、瞼を冷やしましょう。

　また、目を閉じて、指を使ってタッタッタッと軽く目の周りをタッピングすると血流が良くなります。目のクマ対策や眼精疲労に効くツボへの刺激にもなります。ただし、眼球をグイグイ押すのは危険です。

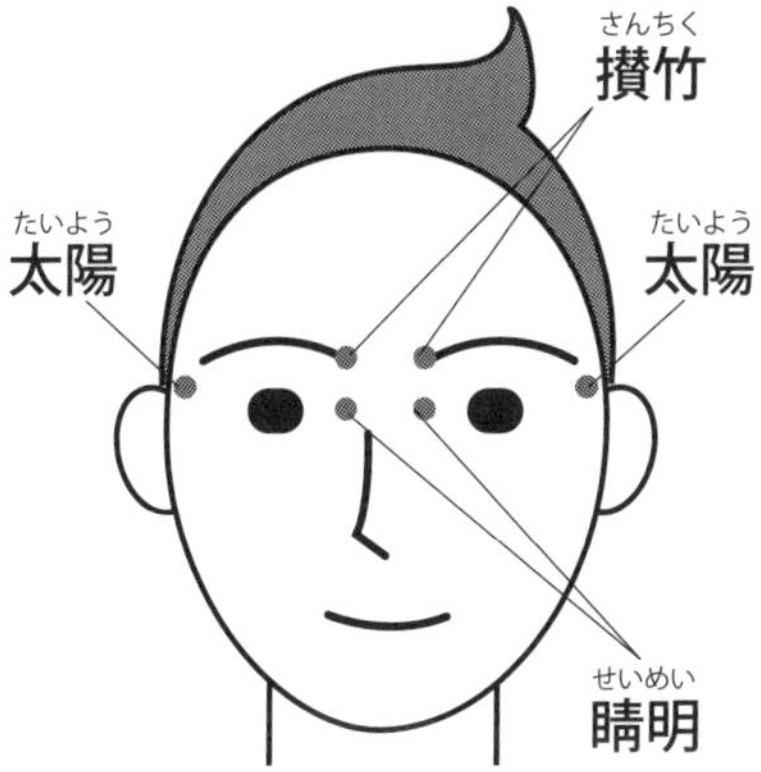

目の血流を良くするツボ。

　目の周りには眼精疲労に効くツボがたくさんありますが、ツボの位置を覚えるのは大変です。ですから、5秒間、目の周りをまんべんなくタッピングしましょう。ツボを覚えたい方は、目頭のくぼみにある「睛《せい》明《めい》」、眉頭の内側にある「攅竹《さんちく》」、こめかみの下にある「太陽《たいよう》」の3つを覚えてみてください。

目から情報を入れない

「見る」ことは、目だけでしていると思っていませんか？

人は情報の約8割を目からインプットしていますが、「見る」ことは眼球のみで行っているわけではありません。

見ている情報は目に入ってくるのですが、実は脳で見ているのです。眼球の後ろにある視神経が脳とつながっていて、情報を「見る」ことに変換しています。この視神経は、１００万本の神経線維が束になっています。

情報は眼球の、角膜↓水晶体↓網膜の順に進みますが、網膜に映る像は上下左右が逆さまになっています。網膜に達した情報は電気信号に変換され、網膜↓視神経↓脳の視覚野へと伝わり、上下左右も補正されます。

このように、目を使うことは脳を使うことなのです。目を使いすぎると脳が疲労し、自律神経が乱れ、体調不良の原因になります。脳に流れてくる情報量が多すぎると、脳が疲弊してしまうのです。

ネガティブな情報は排除する

日頃、スマホを使っている時、見ようとしなくても見たくないニュースが自然と目に入ることはありませんか？　現代は、自分が好まない「質の悪い情報」を大量に、しかも無意識に取り入れてしまいがちです。

何となく見た悲しいニュースで、負の感情が働いてしまうのです。そうして、知ら

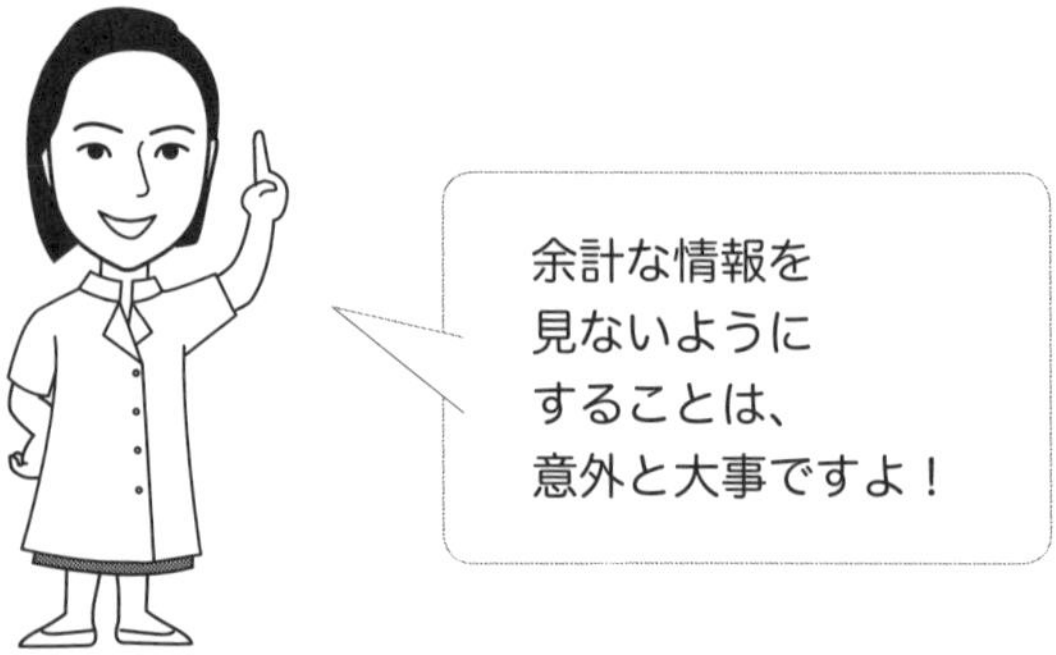
余計な情報を
見ないように
することは、
意外と大事ですよ！

ず知らずのうちに、ネガティブな感情を自分に取り込んでしまいます。

また、SNSで他人の楽しそうな行動や買った商品を目にすると、うらやましいと思ったり、いつも何かを得なければいけないような焦燥感にかられたり、比べる必要もないのに自分の生活と比べて落ち込んでしまったりすることもあるでしょう。

そして、他人のスキャンダルや悪口、刺激的な映像を見るのも良くありません。これらのネガティブな情報で感情が揺さぶられ、交感神経が活発化し、自律神経を乱します。

情報を整理して、自分に必要ではない情報を目に入れないようにしましょう。

今は電車やバス、タクシーの中でも、モニターから映像がたくさん流れてきます。そういった時こそ、「5秒目を閉じる」ことを意識しましょう。自分をメンテナンスする時間だと思って、良いことをイメージしながら深呼吸をして「5秒目を閉じる」習慣をつけてください。

ますます情報量が多くなっていく時代を健やかに生き抜くには、意識して情報コントロールをすることが大切です。

寝る前はスマホを見ない！

あなたは毎晩、寝る直前までスマホを見ていませんか？

寝る前も、自律神経を整える重要な時間です。寝る前の1時間は、スマホやテレビ、ゲームなどの映像制限をしましょう。画面からの強い光と同時に、情報を脳で見ることで交感神経を興奮させ、眠りの質を落とし、不眠にもつながります。

スマホやパソコンから出る光にブルーライトがありますが、これは太陽光に含まれる紫外線に最も近いエネルギーの強い光で、身体に様々な影響を与えます。眼精疲労や目の痛みの原因になり、目の奥にある網膜にまで光が届いてしまうため、目の病気の原因にもなります。

また、夜にブルーライトを浴びると、体内時計が狂い、不眠症や体調不良につながります。目から入る光の量が体内時計をコントロールしているからです。

人間は1日を25時間と感じる（フリーランリズム）があるのですが、これを24時間に補正している重要な役割が光の量です。朝、太陽の光を浴びて明るいと感じ、夜は暗いと感じることが、脳の中央にある視床下部に伝達して体内リズムを作っています。

体内リズムが整うことは、自律神経の調整にもなります。

しかし、現代社会は夜でも明かりが消えることがなく、さらに近年はブルーライトを一日中浴びるようになってしまいました。便利になった一方、人間の生理的なリズムを崩してしまっているのです。ですから、自分で夜の光の量をコントロールすることが自律神経を整えることになります。

夜はやや暗めの部屋で、ゆっくりと過ごしましょう。そして、528ヘルツの音楽を流すと、幸せホルモンといわれる「オキシトシン」が刺激されて、よりリラックス効果が期待できます。

夜、目を使う代わりに、寝る前の1時間を使って全身のケアを丁寧にしてみてください。パックなどの顔のケアをしたり、髪の手入れをしたり、ボディーマッサージや丁寧な歯磨きをすると良いでしょう。その時に忘れてはいけない習慣は？「5秒目を閉じる」ことですね。

そして、できるだけ7時間以上の睡眠をとりましょう。寝ている間に脳や目はもちろん、体全体が回復していきます。

これからの日常生活に「5秒目を閉じる」ことを取り入れて、自律神経を整えていきましょう。「健康は目から」という知識を得たあなたは、目も心も体もイキイキした毎日になると思います。

おわりに

最後までお読みくださり、ありがとうございました。
目は自分の体の一部ではありますが、目の病気や構造の話は難しく感じたかもしれません。しかし、この本の内容を知っていることで、今後の自律神経の整い方に大きな差が出るはずです。

これからも情報社会が発展して、いろいろなことが便利になる一方、目を使う時間が今以上に増えてくると思います。

今後はますます、自分自身で目を使う時間を制限し、休めることが大切です。ぜひ毎日、「5秒目を閉じる」ことを実践してください。

今日から目を労ることで、皆さんが健やかな生活を送っていかれることを願っています。

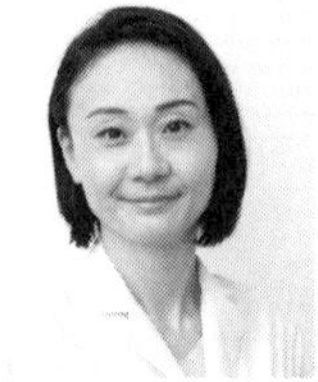

著者◎大原 千佳　おおはら ちか

大原ちか眼科（福岡市）院長。内科医の祖父、大学病院眼科教授の父、皮膚科医の叔父の３世代医師家系に生まれる。３つの大学病院、市中病院勤務、８つの学校医を経験し、５万人以上を診療。YouTube「ちか眼科チャンネル」も大好評で、来院者増加中。NHK を含むテレビ、ラジオ出演、新聞、雑誌掲載も多数。

◎大原ちか眼科

https://oharachika-ganka.com/

◎ YouTube　ちか眼科チャンネル

本文イラスト●中島啓子
本文デザイン●澤川美代子
装丁イラスト・デザイン●梅村昇史

目を5秒閉じれば自律神経は整う！

世界一かんたんなセルフケア

2020年5月5日　初版第1刷発行

著　者　　大原千佳
発行者　　東口敏郎
発行所　　株式会社 BAB ジャパン
〒151-0073 東京都渋谷区笹塚 1-30-11　4・5F
TEL　03-3469-0135　FAX　03-3469-0162
URL http://www.bab.co.jp/
E-mail　shop@bab.co.jp
郵便振替 00140-7-116767
印刷・製本　　中央精版印刷株式会社

ISBN978-4-8142-0286-7 C2077

BOOK Collection

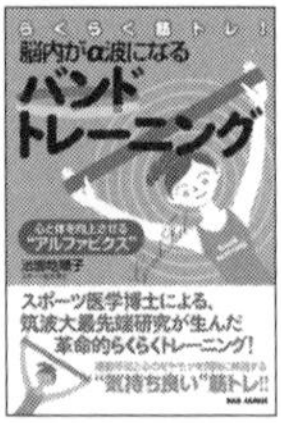

脳内がα波になる**バンドトレーニング**

らくらく筋トレ!【脳内がα波になるバンドトレーニング】心と体を向上させる“アルファビクス” スポーツ医学博士による、筑波大最先端研究が生んだ革命的らくらくトレーニング! 運動不足と心のモヤモヤを同時に解消する“気持ち良い”筋トレ!! “バンド1本”の奇跡。▶ゆっくり呼吸・動作で自然にα波になる“瞑想効果”! ▶自力ではできない動きができてしまう“補助効果”! ▶使いにくい筋肉を鍛えてくれる、ほど良い“負荷効果”! ▶“開く”動作が、気落ち良く心を晴らす“爽浄効果”!

●治面地順子 著 ●四六判 ●160頁 ●本体1,400円+税

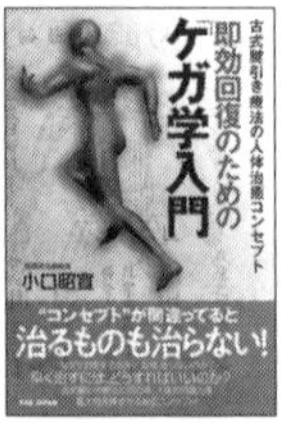

古式腱引き療法の人体治癒コンセプト

即効回復のための 「ケガ学入門」

なぜケガをするのか? なぜ、治らないのか? 早く治すには、どうすればいいのか? 古式腱引き療法に伝わる、人体の回復力を最大限発揮させる秘伝コンセプト! 古流武術からの「腱引き」の即時に回復させる必然性と技は、稀有な探求、発想力と鋭い感性の達人により研磨され、独自の理論が付加されて現代に蘇りました。健康で豊かな気持ちになれる身体の整え方の“真の叡智”が溢れている素晴らしい本です。

●小口昭宣 著 ●四六判 ●204頁 ●本体1,500円+税

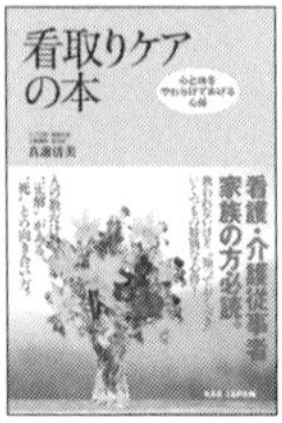

心と体をやわらげてあげる心得

看取りケアの本

看護・介護従事者 家族の方必読。教われないけど“知っておくべき”いくつもの特別な心得! 人の数だけ“正解”がある、“死”との向き合い方。苦痛や不安をやわらげてあげるには? 心に安息を取り戻させてあげるには?“死”に当たり前に明るく向き合うために、“助死師”が必要とされる時代が、やってきているのです。

●真謝清美 著 ●四六判 ●224頁 ●本体1,400円+税

家族でできる **“言葉と飲み込み” リハビリ全集書**

～“在宅”のための言語聴覚療法～

介護・リハビリは“在宅”の時代! 誤嚥(ごえん)は命に関わります! 快適な会話・快適な食事ができる事は“幸福な生活”そのもの。言語聴覚士の専門分野だった“言葉と飲み込み”に関するさまざまなトレーニングを、誰でもできるよう家庭向けにご紹介します。

● LE 在宅・施設 訪問看護リハビリステーション 著
●A5判 ●168頁 ●本体1,500円+税

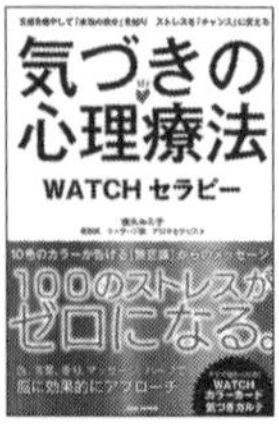

五感を癒やして「本当の自分」を知り、ストレスを「チャンス」に変える

気づきの心理療法 WATCH セラピー

ズバリ、「成功セラピスト」とは、セラピーに集中できる環境に長きにわたって安定的にいられるセラピスト。そのためには、これからの 10 年で環境を整えることが大切です。セラピスト・シェルパ(専門支援者)となる、経営コンサルタント、店舗コンサルタント、Web デザイナー、ヘアメイクアーチスト、弁護士、税理士、社会福祉士、メンテナンスコーチ、エンジェル投資家 ...etc. をミカタにつけて、一生セラピストとして豊かに生きていきましょう!!

●夜久ルミ子 著 ●A5判 ●158頁 ●本体1,500円+税

BOOK Collection

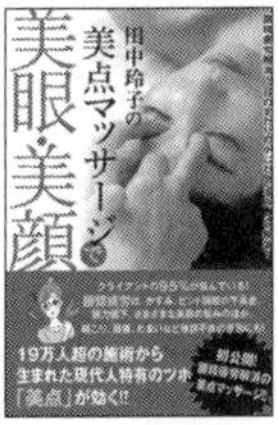

田中玲子の**美点マッサージで美眼・美顔**

初公開! 眼精疲労解消の美点マッサージ!!「この技術は、エステだけでなく、整骨院、薬局、理美容など、さまざまなお店で、顧客サービスの一環として提供することができます。また、力を入れずに効果的に施術できるので、年齢を問わず行うことができます。眼精疲労に特化した美点は、目が楽になったというだけでなく、くすみやたるみ、クマなど美容面でも改善されたとお客様から好評です」(「はじめに」より抜粋)

●田中玲子 著 ●A5判 ●144頁 ●本体1,500円+税

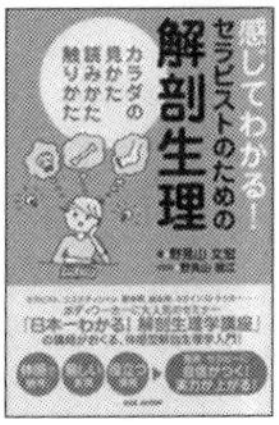

感じてわかる!**セラピストのための解剖生理**

カラダの見かた、読みかた、触りかた

カラダって、なんて面白いんだろう。なんて完璧なんだろう。もっと知りたい! カラダという不思議と未知が溢れた世界。本書は、そんな世界を旅するためのサポート役であり方位磁石です。そして旅をするのはあなた自身! 自らのカラダを動かしたり触ったりしながら、未知なるカラダワンダーランドを探究していきましょう!

●野見山文宏 著 ●四六判 ●175頁 ●本体1,500円+税

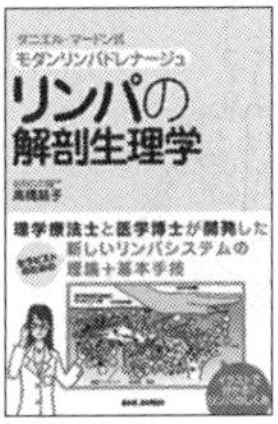

ダニエル・マードン式 モダンリンパドレナージュ

リンパの解剖生理学

「理学療法士と医学博士が開発した新しいリンパシステムの理論 + 基本手技」 リンパドレナージュは医学や解剖生理の裏付けを持った、科学的な技術です。正しい知識を持って行ってこそ安全に高い効果を発揮できるのです。セラピストのために、リンパのしくみを分かりやすいイラストで紹介し、新しいリンパシステムの理論と基本手技を学ぶことができます。

●高橋結子 著 ●A5判 ●204頁 ●本体1,600円+税

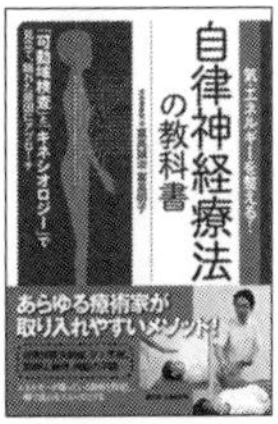

気・エネルギーを整える!

自律神経療法の教科書

『「可動域検査」と「キネシオロジー」で見立て、隠れた原因にアプローチ!!』あらゆる療術家が取り入れやすいメソッド! エネルギーが滞っている箇所を特定し、一瞬で流れをスムーズにすることで、自律神経失調症、うつ、不眠、耳鳴り、動悸、内臓の不調など…、原因不明の様々な症状を引き起こす、自律神経の乱れを改善できます。

●冨高誠治、冨高明子 著 ●四六判 ●220頁 ●本体1,500円+税

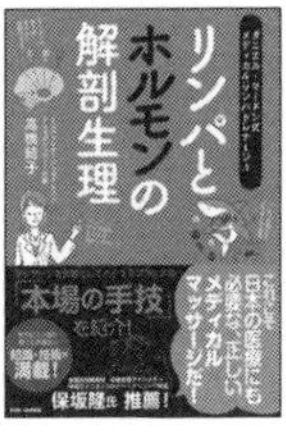

ダニエル・マードン式 メディカルリンパドレナージュ

リンパとホルモンの解剖生理

リンパの働きをイラストで表現! リンパサイクルのしくみがわかりやすい! ホルモンの働きが具体的に理解できる! 書では、アロマプレッシャーの基本となる、リンパ、ホルモンの解剖生理を丁寧に解説し、さらに実際の施術を詳しいプロセス写真つきで紹介します!

●高橋結子 著 ●A5判 ●256頁 ●本体1,800円+税

BOOK Collection

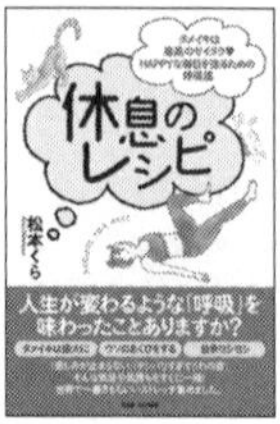

休息のレシピ
～タメイキは最高のゼイタク
♥ HAPPY な毎日を送るための呼吸法～

「悲しみが止まらない」「テンパリすぎてうわの空」そんな気分や気持ちをすぐに一掃！世界で一番きもちいいストレッチを集めました。自分に還るため、身体が休まるためのレシピをご紹介。呼吸や身体のすみずみまでに意識を向けてあげることで『ホッ』とし、身体がゆるみ、リラックスできます。

●松本くら 著　●四六判　●192頁　●本体1,300円+税

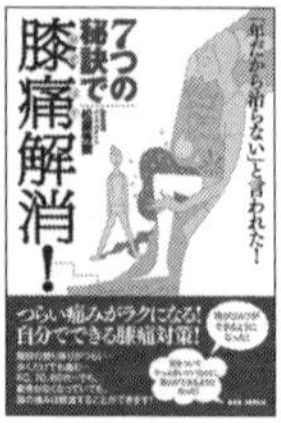

「年だから治らない」と言われた!
7 つの秘訣で膝痛解消!

つらい痛みがラクになる!　自分でできる膝痛対策!　再びゴルフができるようになった!　杖をついていたのに、登山ができるようになった!　階段の登り降りがつらい…歩くだけでも痛む…　60、70、80 代～でも、軟骨がなくなっていても、膝の痛みは軽減することができます!

●松原秀樹 著　●四六判　●208頁　●本体1,300円+税

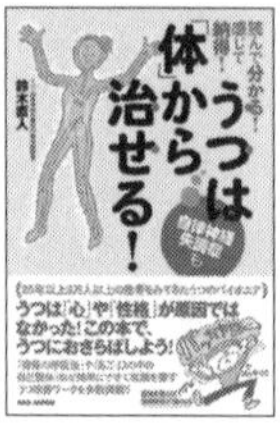

読んで分かる!　感じて納得!
うつは「体」から治せる!

「背骨の呼吸法」や「あご・口の中の自己整体」など、簡単にできて常識を覆すうつ改善ワークを、25 年以上 3 万人以上の患者をみてきたうつのパイオニアが多数紹介!　お医者さんで、「あなたのうつは性格が原因だ」と言われた方、薬を使わず、本気でうつ・自律神経を治したい方、サロンワークのための、うつ・自立神経失調症へのボディーケアアプローチ法を学びたい方などにオススメの本です。

●鈴木直人 著　●四六判　●240頁　●本体1,380円+税

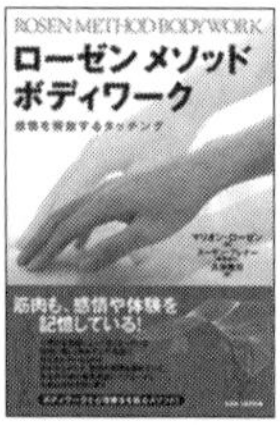

ローゼンメソッド・ボディワーク
感情を解放するタッチング

優しく、愛に満ちた「ローゼン・タッチ」。マリオン・ローゼン（1914-2012）が、長年にわたる理学療法士としての経験をふまえて作り上げた、米国の代表的なボディワーク。人に優しく触れるという最古のコミュニケーション手段で、身体と心の奥底につながります。心理的な原因によって硬くなっている筋肉に優しく触れて心の奥底に抱え込んでいるものを浮かび上がらせ、筋肉の緊張を緩めていきます。

●マリオン・ローゼン 著　●四六判　●232頁　●本体1,500円+税

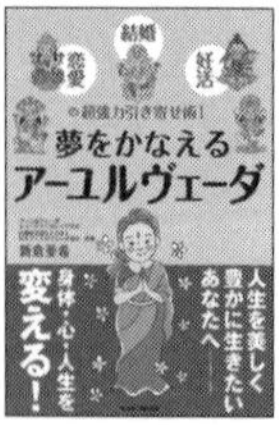

恋愛・結婚・妊活の超強力引き寄せ術
夢をかなえるアーユルヴェーダ

アーユルヴェーダとは、インドで 5000 年以上続く伝統医学。〝長 寿の知恵〟と呼ばれる。体質を知って 本来の自分を取り戻し、心と身体の健康 を維持することを目的とする。本書では、体質チェックで、その人に合った健康管理や食事法、メンタルの整え方を解説。 日常生活に沿った実用的な知恵を、自宅で実践しやすい方法で紹介!

●新倉亜希 著　●四六判　●200頁　●本体1,500円+税

BOOK Collection

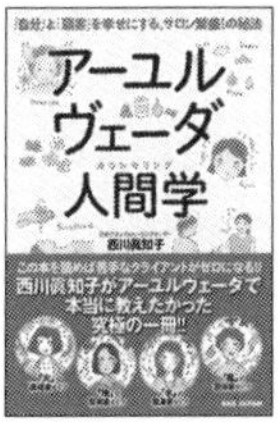

アーユルヴェーダ人間学
～「自分」と「顧客」を幸せにする、サロン繁盛!の秘法～

インド 5000 年の伝統医学であり、別名「人間の取扱説明書」ともいえるアーユルヴェーダ。この本では、アーユルヴェーダが得意とする、タイプ別“人の見方”“接し方”“ケア法”をプロがカウンセリングで使えるレベルで紹介。「身体と心の法則」(気質や体質、今の心の状態）を診断し、人間関係やカウンセリングにすぐに役立ててもらえる一冊です。

●西川眞知子 著　●四六判　●202頁　●本体1,400円+税

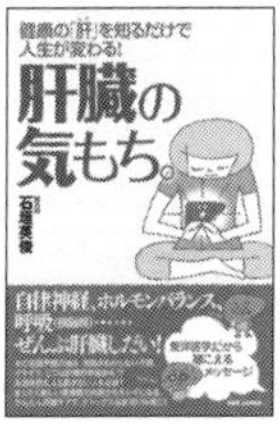

健康の「肝（キモ）」を知るだけで人生が変わる!
肝臓の気もち。

その右肩や腰の痛み、原因がわからない不調、イライラ、じつは肝臓の悲鳴かも !? お酒を飲む人も飲まない人も必読です。 まったく新しい健康観で内側からキレイに。かんたん肝臓ケアで、デトックス&気巡り体質になります! 「肝要」「肝が据わる」「肝っ玉」...etc、「肝（キモ）」の重要性を、先人たちは知っていた! ドイツ語で肝臓は Leber、その語源は Leben(生命)。“肝臓の声を聴いて、労る”これが元気に生きる「肝（キモ）」です♪

●石垣英俊 著　●四六判　●256頁　●本体1,278円+税

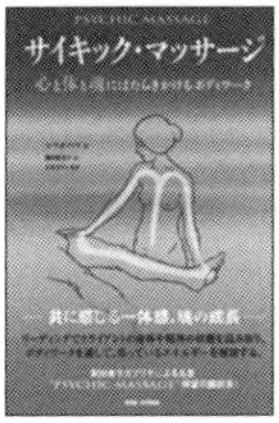

サイキック・マッサージ
心と体と魂にはたらきかけるボディワーク

リーディングでクライアントの身体や精神の状態を読み取り、ボディワークを通して、滞っているエネルギーを解放に導きます。人間に対する深い洞察、そして愛と理解。サガプリヤは、セラピストとして、人間をトータルに理解することの大切さを教えてくれます。それは、魂の成長に対する理解でもあります。癒しの本質とタッチングに対する深い気づきを与えてくれる1冊です。

●マ・サガプリヤ 著／藤田優里子 訳　●A5判　●240頁　●本体1,600円+税

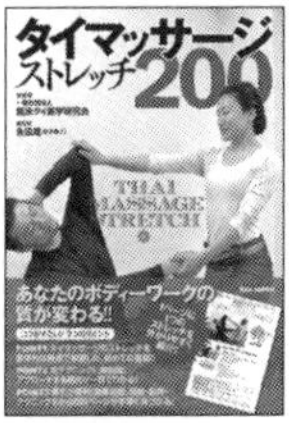

タイマッサージ・ストレッチ200

効果効能、関節・筋肉・テクニック名から目的ページが手早く見つかる便利な索引付き! 全テクニックに、アプローチする筋肉が一目でわかる解剖図を掲載し、1 ページに 1 つのストレッチを分かりやすく紹介! タイマッサージにあるストレッチを医学的な視点で解説した初めての書籍です。すべてのボディーワーカー必携の一冊です。

●一般社団法人臨床タイ医学研究会 著／永田晟 監修
●B5判　●296頁　●本体2,800円+税

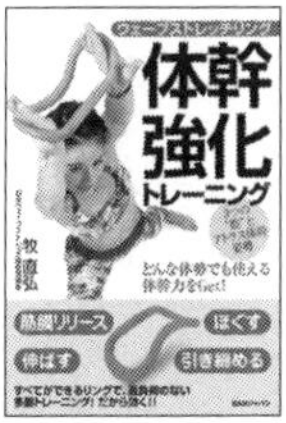

ウェーブストレッチリング 体幹強化トレーニング
～どんな体勢でも使える体幹力を Get !～

リングが高める“内圧力”で、使える体幹力を Get! 筋膜リリース、伸ばす、ほぐす、引き締める、すべてができるリングで、過負荷のない多面トレーニングだから効く!! ウェーブストレッチリングだから手に入る、“アトラス体幹姿勢”とは? 口腔、胸腔、腹腔の“内圧力”を高めていく体幹強化の新システム誕生!

●牧直弘 著　●A5判　●160頁　●本体1,400円+税

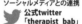

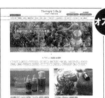